心脏与心血管保护手册

主　编：李曦铭　李静梅

副主编：张维立　罗　涛　于海鹏　刘东军

编　者：张素娟　白建平　王　滨　范瑞云　秦彩云　赵洪梅

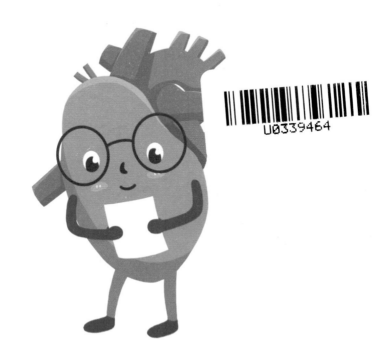

U0339464

天津出版传媒集团

天津科技翻译出版有限公司

图书在版编目（CIP）数据

心脏与心血管保护手册 / 李曦铭，李静梅主编．——
天津：天津科技翻译出版有限公司，2021.12（2024.1重印）
ISBN 978-7-5433-4123-4

Ⅰ．①心… Ⅱ．①李…②李… Ⅲ．①心脏血管疾病
－护理－手册 Ⅳ．① R473.5-62

中国版本图书馆 CIP 数据核字（2021）第 116413 号

心脏与心血管保护手册
XINZANG YU XINXUEGUAN BAOHU SHOUCE

出　　　版：天津科技翻译出版有限公司
出 版 人：刘子媛
地　　　址：天津市南开区白堤路 244 号
邮政编码：300192
电　　　话：（022）87894896
传　　　真：（022）87895650
网　　　址：www.tsttpc.com
印　　　厂：天津鑫旭印刷有限公司
发　　　行：全国新华书店
版本记录：711mm×1016mm　16 开本　12 印张　180 千字
　　　　　　2021 年 12 月第 1 版　2024 年 1 月第 3 次印刷
　　　　　　定价：49.80 元

前言

随着人们生活水平的明显提高，生活方式也随之发生了巨大的变化。大家的饮食越来越丰富，出门也都选择乘坐交通工具，运动量普遍减少。因此，心血管疾病已经成为威胁我国人民群众健康的"第一杀手"。根据最新的《中国心血管健康与疾病报告》，近年来我国急性心肌梗死患者的死亡率呈上升趋势，特别是在诸如高血压、糖尿病、高脂血症、肥胖等心血管疾病的危险因素没有得到良好控制的情况下，我们对于心血管疾病的防治任务仍然十分艰巨。

同时，随着社会的进步，人们对于健康的需求越来越高。老百姓获取医疗健康信息的手段也随之增多，比如广播、电视、互联网资讯、手机 App 健康咨询、健康讲座等。以前是专业医生了解的知识，现在很多老百姓也已经了如指掌。这就是变化，我们作为医疗工作者也要适应这种变化来为广大患者服务，以老百姓喜闻乐见、生动活泼的方式把医疗知识普及给广大民众，这样才能切实提高广大民众的医疗素养，有效响应《"健康中国 2030"规划纲要》中提出的"全民健康是建设健康中国的根本目的"的要求。

本书从理论和实践中系统地总结了心脏与心血管保护的相关知识，是一本易懂的心血管医学科普读物。本书以互动问答的形式告诉人们怎样呵护心脏健康、如何防治心血管疾病，向读者介绍保护心脏健康的重要意义，普及心血管病防治知识，把健康知识以最接地气的方式呈现出来。我们相信本书一定能为大家正确认识心血管疾病提供有益的帮助。由于成书时间仓促，难免存在不足之处，请广大读者朋友不吝赐教。

李曦铭　李静梅

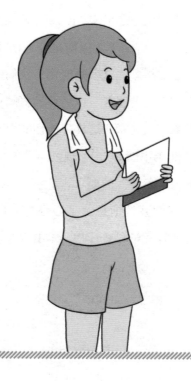

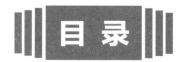

目 录

第一章
人体重要的系统——心血管系统

第二章
日常生活中的"无声魔王"——高血压

第三章
切莫忽视"隐形杀手"——高血脂

第四章
人类的"第一杀手"——冠心病

第五章
神出鬼没的"致命杀手"——心律失常

第六章
这些心血管疾病也不容忽视

第七章
科学饮食，远离心血管疾病

第八章
运动是免费的"良医""良药"

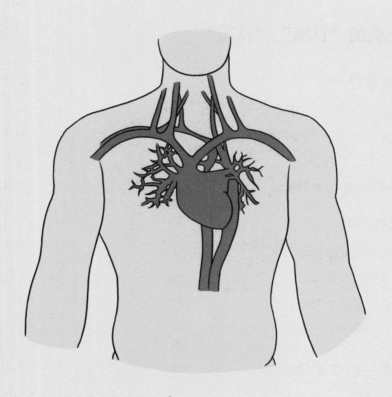

第一章

人体重要的系统
——心血管系统

　　医学上，将若干个共同完成某一特定生理功能的器官联合起来称为系统。其中心血管系统是一个封闭的管道系统，由心脏和血管组成。心脏是动力器官，血管是运输血液的管道，血液按照一定的方向不停地循环流动，灌注到全身各处，以满足人体其他器官、组织的需要，从而保证人体的正常生命活动。因此，一旦心血管系统出现问题，将影响我们的身体健康，并可能伴随我们一生。

心脏是一个怎样的器官

1. 心脏在身体中的什么位置?

绝大多数人的心脏位于胸部左侧,体表位置大约在胸骨左侧第二肋骨至第五肋骨间。将手置于左侧锁骨中线(经过锁骨中点的垂直线)与第五肋间的交点处(乳头下方),可以触及心尖冲动。极少数人的心脏位于身体右侧,专业上称之为"右位心"。

2. 心脏包括几个"小房间"?

心脏的外部有一层灰白色的薄膜,称为"心包"。心包和心脏表面之间的空隙称为"心包腔",腔内有少许淡黄色液体,在心脏跳动时起润滑作用。

心脏共有四个腔室,可以形象地比喻为"两室两厅",包括左心房、左心室、右心房、右心室。在这四个"房间"之间有"小帘子"隔着,也就是瓣膜。右心房和右心室之间的瓣膜称为"三尖瓣",左心房和左心室之间的瓣膜称为"二尖瓣"。除此之外,右心室与肺动脉之间的瓣膜称为"肺动脉瓣",左心室与主动脉之间的瓣膜称为"主动脉瓣"。

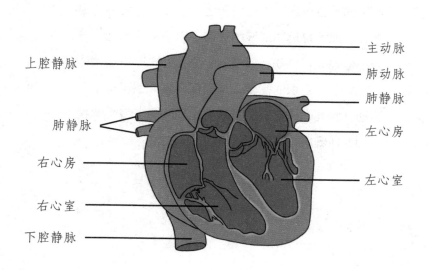

3. 心脏里面的"电路"是怎样的？

心脏有自己的"电路"系统，也就是专业上所说的"传导系统"。心脏的传导系统由特殊分化的心肌细胞组成，主要功能是产生并传导激动，维持心脏正常的节律。传导系统包括窦房结、结间束、房室交界区、房室束、左右束支及浦肯野纤维。心脏窦房结的自律性最高，是正常人心脏的起搏点，其后自律性由高向低排列依次为房室交界区、房室束、左右束支及浦肯野纤维。

4. 输送心脏养分的管道是什么？

给心脏供给营养的血管称为"冠状动脉"，之所以称为"冠状动脉"，是因为它就像一顶帽子一样戴在心脏的头上。它分为左、右两支，分别为左冠状动脉和右冠状动脉。左冠状动脉又有两个分支，即前降支和回旋支；右冠状动脉仅有一支，沿途发出分支，包括右室前支、右室后支、左室后支、后降支和右心房支。

5. 心脏的大小循环

体循环（大循环）：左心室—主动脉—各级动脉—毛细血管—各级静脉—腔静脉—右心房。

肺循环（小循环）：右心房—右心室—肺动脉—肺毛细血管—肺静脉—左心房—左心室—主动脉。

需要注意的是，在心房与心室之间有只朝向心室方向的房室瓣，在心室与相连的动脉之间有只朝向动脉方向的动脉瓣。这样就保证了血液只能按照单一的方向流动，而不会发生倒流。

6. 心脏的工作原理是怎样的?

心脏是血液循环的动力装置,心脏不断做收缩和舒张的交替活动,舒张时容纳静脉血返回心脏,收缩时把血液射入动脉。通过心脏的这种节律性活动及由此引起的瓣膜的规律性开启和关闭,推动血液沿单一方向循环流动。

心脏的这种活动形式相当于两个泵,一个负责体循环,一个负责肺循环。由于两个泵不停地工作,从而提供了动力,血液才能不间断地从心脏流出,形成血液循环。

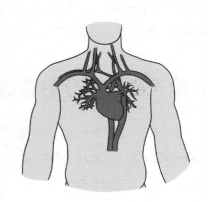

在心脏的泵血过程中,心室舒缩活动引起心室内压力变化,成为促进血液流动的动力,而瓣膜的开放和关闭则决定着血流的方向。心房开始收缩之前,整个心脏处于舒张状态,心房、心室内压力都比较低,这时动脉瓣关闭。由于静脉血不断流入心房,心房内压力逐渐高于心室,房室瓣处于开启的状态,血液由心房流入心室,充盈心室。当心房收缩时,心房容积减小,内压升高,再将其中的血液挤入心室,使心室充盈血量进一步增加。

随着血液的不断注入,心室内压逐渐升高,心室内血液首先推动房室瓣关闭,然后推开动脉瓣将血液射入动脉。心脏就这样不停地收缩和舒张,推动着血液在血管内循环流动,维持着人体各个器官的正常运转。

7. 心脏在人体中起着怎样的作用?

心脏是血液循环的动力器官,心脏的搏动推动血液流动,为组织、器官提供充足的氧和各种营养物质(如水、矿物质、葡萄糖、蛋白质、各种水溶性维生素等),并带走代谢的最终产物(如二氧化碳、尿素、尿酸等),使细胞维持正常的代谢和功能。同时,人体内分泌的各种激素和一些其他体液因素,也要通过血液循环将它们运送到靶细胞,实现机体的体液调节,维持机体内环境的相对恒定。此外,血液防卫功能的实现,以及体温相对恒定的调节,也都要依赖血液在血管内不断地循环流动来完成。

心血管贯穿始终

1. 心血管系统是由什么构成的？

心血管系统由心脏和血管构成，血管包括动脉、静脉和毛细血管。心脏是推动血流的动力器官，分为四个腔，即左心房、右心房、左心室、右心室。大动脉从心脏发出后，进入各个组织、器官，并在此过程中逐渐变细，从大动脉分支为中动脉、小动脉和微动脉，最后分化为毛细血管，毛细血管汇合以后，从另一方向发出，进一步成为微静脉、小静脉，直至大静脉，最终从上腔静脉和下腔静脉返回心脏。动脉是将血液输出心脏的血管，静脉是将血液输入心脏的血管，毛细血管是连接于动脉与静脉之间管径极细、管壁极薄的血管。

心血管系统的构成及功能

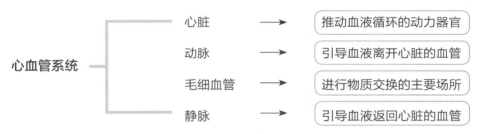

动脉、静脉、毛细血管特点比较

血管类型	弹性	管壁厚薄	管腔大小	血流速度
动脉	最大	最厚	较大	最快
静脉	较小	较薄	最大	较快
毛细血管	最小	最薄	最小	最慢

2. 血液循环的过程是怎样的？

血液循环是机体极为重要的生理功能之一。通过血液循环，机体组织、器官工作所需的血量得到满足，从而保证机体内环境的相对恒定及新陈代谢的顺利进行。

根据人体血液循环途径的不同，可以将血液循环分为体循环和肺循环。体循环是心脏与全身各组织器官之间的血液循环，其功能是完成物质交换；肺循环是心脏与肺之间的血液循环，其功能是完成气体交换。

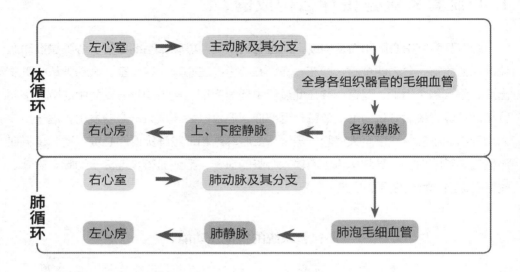

心脏病的种类

1. 两大类心脏病分别是什么？

心脏病就发病时期而言，主要分为先天性心脏病和后天性心脏病。而先天性心脏病和后天性心脏病又分别分为若干类型。以下主要介绍先天性心脏病的病因、种类，后天性心脏病的病因、种类、早期症状及诱发后天性心脏病的因素。只有先从整体上掌握有关心脏病的知识，才能正确认识和对待自身的疾病，从而更顺利、更坚定地走向健康之路。

2. 什么是先天性心脏病？

在人类胚胎发育时期（怀孕初期2~3个月内），由于心脏及大血管的形成障碍而引起的局部解剖结构异常，或出生后应自动关闭的通道未能闭合（在胎儿期属正常），称为先天性心脏病。除个别室间隔小的缺损在5岁前有自愈的机会外，绝大多数缺损都需进行手术治疗。临床上以心功能不全、发绀、发育不良等为主要表现。随着我国孕检的普及和完善，先天性心脏病已经呈明显减少的态势。

一般认为，妊娠早期（5~8周）是胎儿心脏发育最重要的时期。先天性心脏病发病原因很多，遗传因素仅占8%左右，而占92%的绝大多数则为环境因素所致，如妇女妊娠期服用药物、感染病毒、环境污染、射线辐射等都会使胎儿心脏发育异常。妊娠前3个月感染风疹病毒，会使胎儿患上先天性心脏病的风险急剧增加。

3. 先天性心脏病的种类有哪些？

先天性心脏病由于发生的部位和程度不同而分为不同类型，医学上分为非发绀型心脏病和发绀型心脏病。其中非发绀型心脏病又分为肺动脉狭窄、主动脉狭窄、室间隔缺损、动脉导管未闭等。发绀型心脏病主要是指法洛四联症。

表 1.1 先天性心脏病的类型

类 型	详 析
肺动脉狭窄	肺动脉狭窄是指肺动脉瓣口或肺动脉干及右心室流出道的狭窄，使右心室的血流不能充分地流入肺动脉内。该病早期没有太多的自觉症状，多数患者是在听诊和心电图检查时才发现异常的
主动脉狭窄	主动脉狭窄是指主动脉干的某一个部分狭窄，造成狭窄处以下的组织器官供血不足，导致这些区域肢体发育迟缓，并出现高血压。这种疾病必须通过手术才能治疗
室间隔缺损	室间隔缺损是指左、右心室的间隔存在小裂孔，所以当心脏收缩时，血液就从压力高的左心室逆流入压力低的右心室。如缺损较大，就会由于右心室长期负荷增大，在中年前后出现心力衰竭，严重者可导致主动脉瓣关闭不全

（待续）

动脉导管未闭	正常情况下，婴儿出生后不久，由于肺呼吸开始，肺循环建立，动脉导管失去原有的作用，进而开始闭锁，但如果没有闭锁，就称为动脉导管未闭。此时主动脉的压力高，血流方向与胎儿时期相反，主动脉的部分血液逆向流入肺动脉
法洛四联症	法洛四联症属发绀型先天性心脏病，罹患此病的婴儿出生后不久就会出现颜面青紫、四肢末端发绀，哭闹时更为明显。手指、足趾端呈鼓槌儿样，发育迟缓，少数患儿步行后因呼吸困难及脑缺血而导致蹲坐，甚至出现昏厥

4. 什么是后天性心脏病?

后天性心脏病是指人出生后罹患的心脏病，后天性心脏病包括冠心病、肺心病、高血压性心脏病、病毒性心肌炎、风湿性心脏病、感染性心内膜炎、心包疾病、心脏肿瘤、高原性心脏病等由各种后天因素所致的心脏病。此外，营养不良、创伤性失血、贫血、心肌疾病、中毒性疾病、免疫性疾病等因素都可以引起心功能受损，从而引发心脏病。

5. 后天性心脏病的种类有哪些?

后天性心脏病根据症状主要分为冠状动脉粥样硬化性心脏病（简称"冠心病"）、心绞痛、心肌梗死、风湿性心脏病、肺源性心脏病、心肌炎、心力衰竭等。

表 1.2 后天性心脏病的类型

类 型	详 析
高血压	高血压就是指收缩压和（或）舒张压升高的临床症状。高血压定义与诊断分级标准规定，收缩压≥140mmHg和（或）舒张压≥90mmHg为高血压（1mmHg=0.133kPa）

（待续）

高脂血症	血液中脂质水平高于正常，即为高脂血症，是人体脂肪代谢异常的表现。又因为脂质不溶或微溶于水且必须与蛋白质结合，以脂蛋白形式存在，因此高脂血症又常被称为"高脂蛋白血症"
冠心病	冠心病是指供给心脏营养物质的血管——冠状动脉发生严重粥样硬化或痉挛，使冠状动脉狭窄或阻塞，以及血栓形成造成管腔闭塞，导致心肌缺血、缺氧或梗死的一种心脏病
心律失常	心律失常是指心脏活动的频率、节律、起源部位、心搏频率与节律、冲动传导的异常，而正常心律起源于窦房结，比较规则
心肌炎	心肌炎泛指心肌中部分或广泛的急性或慢性炎症。常见的病因除风湿热以外，还有各种微生物侵害，可以是微生物直接侵犯，也可以是其毒素损害心肌。近年来，特别是病毒感染引起的心肌炎有逐渐增多的趋势
心力衰竭	心力衰竭是指心脏不能泵出充足血液以满足身体需要而引起的症状和体征。许多心脏病，如风湿性心脏病、高血压性心脏病、心肌病和先天性心脏病等都可引起心力衰竭。心脏以外的疾病，如甲状腺功能亢进、贫血等亦可引起心力衰竭
风湿性心脏病	风湿性心脏病亦称"风湿性心瓣膜病"，简称"风心病"，是风湿热引起的慢性心瓣膜病变。风湿热与溶血性链球菌感染有关，是机体对溶血性链球菌产生的一种变态反应和自身免疫反应。风湿性心脏病是风湿病症状之一
肺源性心脏病	肺源性心脏病简称"肺心病"，是由于胸、肺及支气管病变而继发的肺动脉高压，最后导致以右心室肥大为特点的一种心脏病。大多数肺心病是从慢性气管炎并发肺气肿发展而来的，少部分与支气管哮喘、肺结核有关

心血管疾病的预防

1. 心血管疾病的三级预防

一级预防

一级预防又叫病因性预防，是在疾病尚未发生时，针对致病因素所采取的预防措施。心血管疾病的一级预防，即通过日常保健及合理用药从根本上降低心血管疾病的发病率，是降低心血管疾病危害的根本措施。

二级预防

二级预防是指对已经患有心血管疾病的人群采取防治措施，其主要目的是改善患者的不适症状，降低致残率和死亡率，同时防止或减缓心血管疾病的复发。心血管疾病的二级预防提倡"双有效"，即有效药物、有效剂量。要想做到预防，必须做到两个"ABCDE"。

一个"ABCDE"：A.阿司匹林，预防心血管疾病的关键；B.控制血压和使用β受体阻滞剂；C.降脂治疗，控制胆固醇水平，禁烟；D.积极控制糖尿病，合理膳食，保持体重；E.建立包括适度运动在内的健康生活方式。

另一个"ABCDE"：A.坚持锻炼身体，以不感到疲劳为度；B.戒烟、戒酒，以免加重病情；C.饮食均衡，清淡为宜，每天摄入食盐6g以下（中国营养学会推荐）；D.保持乐观、稳定的情绪；E.控制体重，保持BMI（体重指数）为18.5～24.9。

三级预防

三级预防又称临床预防，是在疾病后期所采取的急救措施，主要目的是预防并发症和降低死亡率。

有效的心血管疾病三级预防措施一般是从生活上改变不良的方式和习惯，控制疾病的危险因素及对高危的患者进行药物治疗。

2. 定期检查，早发现、早治疗

心血管疾病已成为中国人健康的"第一杀手"，而心血管疾病的防治关键就在一个"早"字。早发现、早就诊、早治疗是防治心血管疾病猝发的关键，而定期体检在早期发现心血管异常方面发挥着不可替代的作用。对于健康人群来说，每年最好定期做一次体检，体检项目可以不用太多。对于本身有基础疾病的人群来说，体检最好能频繁一些，以半年一次为佳，并且要有针对性地选择体检项目。

表 1.3 心血管体检必查项目

类 型	详 析
心脏彩超	检查是否有高血压性、动脉硬化性、风湿性、先天性等心脏病变及心肌病
经颅多普勒	检测颅内及颅外各血管及其分支，甚至可以对微小的脑动脉瘤进行检测
颈动脉彩超	检查颈总动脉、颈内动脉有无狭窄及动脉有无粥样硬化斑块
内科检查	血压：高血压，或是正常偏高的血压相对于健康血压来说，发生心血管病的概率会更高 血脂：衡量血脂含量的指标分别为低密度脂蛋白胆固醇、胆固醇、高密度脂蛋白胆固醇，如果这些指标出现异常，可能是发生动脉硬化的先兆 血糖：长期的高血糖环境不仅会造成微血管的病变，更重要的是，患者发生大血管病变的概率也比正常人群要高得多 肝、肾功能检查：心血管疾病患者多数需要定期检查肝、肾功能，尤其是一些在服用药物的患者更应定期复查

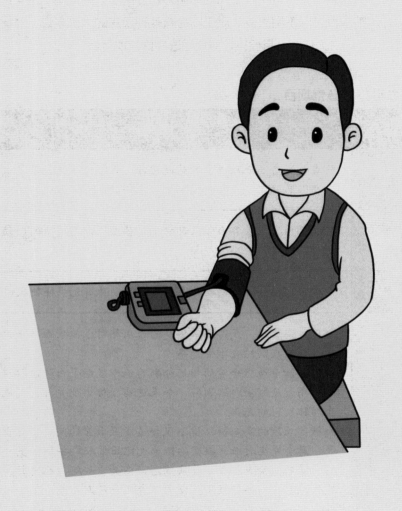

第二章

日常生活中的"无声魔王"——高血压

　　高血压是最常见的心血管疾病，也是常见的慢性病。高血压如果不能得到有效控制，还可能引起心、脑、肾等器官的衰退或器质性损害。一般来说，血压水平会随着年龄的增长而逐渐升高，如果得不到有效控制还可能损伤重要脏器，危害人体健康。本章将为大家讲解高血压，帮助大家正确认识高血压，做好高血压的预防与治疗，早日恢复健康。

初步认识高血压

1. 血压是如何形成的?

　　血压的形成有三个基本要素,分别是心脏、血管、血容量。血压是指血液在血管内流动时作用于单位面积血管壁的侧压力。在有足够血容量的基础上,心脏有效收缩,血液同时对血管壁存在侧压力,大动脉弹性将能量储存,由动能转变为势能,又转变为动能,从而维持了血液对血管壁的侧压力,推动血液流动,保持正常血压。

　　心脏、血管、血容量在血压的形成中缺一不可,各司其职。人们对于高血压的干预也多是对于以上三个要素的不同环节进行干预,进而达到降压目的。

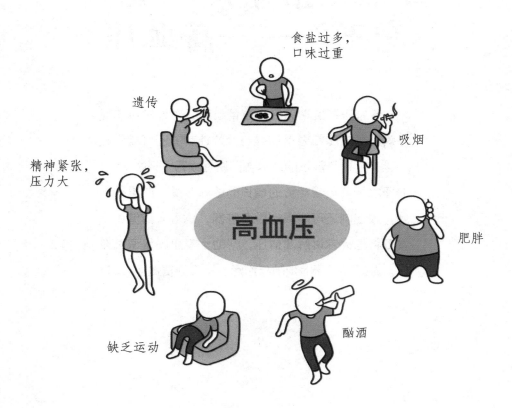

2. 什么是高血压？

高血压是指收缩压和（或）舒张压升高的临床症状。高血压定义与诊断分级标准规定，收缩压≥140mmHg和（或）舒张压≥90mmHg为高血压，具体数值如表2.1所示。

表 2.1 高血压的分级

类 别	收缩压 （mmHg）	和 （或）	舒张压 （mmHg）
正常血压	<120	和	<80
正常高值	120～139	和	80～89
1级高血压	140～159	或	90～99
2级高血压	160～179	或	100～109
3级高血压	≥180	或	≥110
单纯收缩期高血压	≥140	和	<90

需要指出的是，收缩压和舒张压分别属于不同分级时，以较高级别作为诊断标准。一般来说，非同日测量三次血压值收缩压均≥140mmHg和（或）舒张压≥90mmHg可以诊断为高血压。

比如，某位患者高压135mmHg，低压100mmHg，按照以上标准高压和低压属于不同级别，以较高级别为准，低压处于较高级别，这位患者就属于2级高血压。

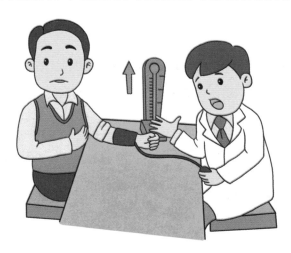

3. 哪些人容易患高血压？

随着人们生活质量的提高及生活方式的改变，我国高血压人群逐年扩大，"十二五"期间由国家科技部支撑，国家心血管病中心牵头的流行病调查显示，我国有2.5亿高血压患者。近年来，高血压患病人数更是与日俱增。那么，哪些人容易患高血压病呢？主要有以下几类人群。

地区、民族、性别差异

总体说来，高血压患病率北方高于南方，华北和东北最高；沿海高于内陆；高原区少数民族患病率高；男性高于女性，尤其是青年男性高于青年女性。

家族中有高血压史者

高血压具有明显的家族聚集性，父母有高血压病，子女的发病概率高达46%，约60%高血压患者可以询问到高血压家族史。高血压的遗传可能存在主要基因显性遗传和多基因关联遗传两种方式。

长期酗酒者

饮酒量与血压呈水平线性相关关系，尤其与收缩压关系密切。每天饮酒量超过1两，高血压发病率明显升高。特别指出，因为酒精（乙醇）有扩张血管的作用，饮酒后1小时血压可能暂时有所降低，但是长期来看是明显升高血压的。

吸烟者

吸烟的人因为长期接触烟草中的有害物质而导致动脉硬化，从而引起血压升高。对吸烟人群的调查显示，吸烟人群的高血压患病率明显高于普通人，其他心血管疾病的患病率也同样高于普通人。

饮食习惯不良者

长期高钠低钾饮食可以引发高血压是大家都熟知的，所以保持低钠高钾饮食很重要。同时，高蛋白饮食、动物和植物蛋白及饱和脂肪酸的过多摄入也是血压升高的因素。

精神压力大者

脑力劳动者高血压患病率超过体力劳动者，工作中精神高度紧张的人群发生高血压的概率更高，长期生活在噪声环境中的人群患有高血压的概率也会明显升高。

肥胖者

肥胖是血压升高的重要危险因素。BMI高于24的肥胖者高血压患病率与BMI呈正相关。

打鼾者

打鼾人群中50%患有高血压。而打鼾又和肥胖紧密相关，肥胖与打鼾互相影响。

长期口服避孕药的女性

长期口服避孕药的女性发生高血压的概率明显升高，停服避孕药后血压可以逆转。

高血压的危险因素还有很多，建议大家改善生活方式，规范自己的生活习惯，积极预防和控制高血压。

4. 高血压是如何导致心血管疾病发生的?

长期不能有效控制高血压，导致动脉血管内膜损伤、增生、增厚，同时伴有脂质的蓄积，从而使管腔面积缩小，这是动脉粥样斑块形成的病理基础。高血压会引起动脉系统血管粥样硬化性改变，从而引发冠心病、脑梗死等心血管疾病。

5. 高血压的危害有哪些?

随着我国经济社会的进步和发展，人们的生活方式发生了巨大转变，人们逐渐习惯久坐式工作、出门坐车、回家吃各种好吃的食物、运动减少等，这种生活方式使我国高血压呈暴发态势。长期高血压会给身体带来哪些危害呢?

对心脏的危害

长期高血压，血液中儿茶酚胺等一些生长因子会引起心肌细胞肥大和间质纤维增生，从而引起心室的肥厚和增生，医学上称之为"高血压性心脏病"。高血压会使心脏的冠状动脉发生粥样硬化，从而引发冠心病。高血压性心脏病可与冠心病同时存在。

对大脑的危害

长期高血压会使脑血管发生缺血和变性，严重时形成微动脉瘤，一旦破裂会引发脑出血。高血压促使脑动脉粥样硬化，粥样硬化斑块不稳定会形成脑梗死。颅内小动脉闭塞性病变引起针尖样小范围梗死病灶，称之为"腔隙性脑梗死"。高血压特别容易引起大脑中动脉的豆纹动脉、基底动脉的旁正中动脉和小脑齿状核动脉病变，从而造成严重后果。

对肾脏的危害

长期持续高血压导致肾小球内囊压力增高，肾小球纤维化、萎缩，肾动脉硬化，肾实质缺血和肾单位不断减少。慢性肾衰竭是长期高血压的严重后果之一，尤其在合并糖尿病时更是雪上加霜。恶性高血压会导致入球小动脉及小叶间动脉发生增殖性内膜炎和纤维素样坏死，可在短期内发生肾衰竭。

对眼睛的危害

眼睛的视网膜小动脉发生痉挛，随着病程进展而发生硬化，当血压急剧升高时会出血。眼底动脉检查有助于了解高血压的严重程度。

当然，高血压的危害不止以上几种，还有很多其他危害，如颈动脉斑块、下肢动脉粥样硬化、男性性功能降低、肺栓塞等。希望广大高血压患者明确诊断高血压后及时进行正规诊疗。

6. 关于儿童高血压，父母应该知道的事

儿童也可能存在血压升高，称之为"儿童高血压"。儿童高血压诊断标准尚不统一，通常认为高于该年龄组血压百分位数值，或高于平均值加2个标准差即为儿童高血压。如果新生儿＞90/60mmHg，婴幼儿＞100/60mmHg，学龄前儿童＞105/70mmHg，学龄期儿童＞120/78mmHg，并经多次证实，即可诊断。这些具体标准非专业人士很难把握，所以需要由医生来确定儿童的血压是否正常。

儿童高血压早期往往无明显的自觉症状，当血压明显升高时，会出现头痛、头晕、眼花、恶心、呕吐等症状。婴幼儿因不会说话，常表现为烦躁不安、哭闹、过于兴奋、易怒、夜间尖声哭叫等，有的婴幼儿还表现为体重不增、发育停滞。如儿童血压过高，还会发生头痛头晕加剧、心慌气急、视物模糊、惊厥、失语、偏瘫等高血压危象。脑、心、肾等脏器损害严重时，会导致脑卒中、心力衰竭、尿毒症等，危及生命。

儿童高血压中部分患者是继发性高血压患者，继发性高血压儿童除有上述表现外，还伴有原发病的症状，如急性肾小球肾炎的患儿，在血压升高的同时，出现发热、水肿、血尿、少尿、蛋白尿等症状。嗜铬细胞瘤的患儿除血压升高外，还有心悸、心律失常、多汗、手足厥冷等症状。肾动脉狭窄、多囊肾等在婴幼儿期即可引起高血压，患儿常表现为发热、咳喘、水肿、苍白、乏力等症状，最终出现心力衰竭，常被误诊为心脏病。

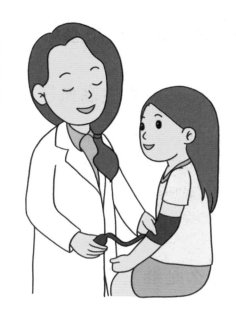

肥胖是我国儿童高血压患者明显增多的主要原因，约有一半的儿童高血压患者伴有肥胖。因此对于具有高血压高危因素的儿童（如肥胖、父母患有高血压等）应注意筛查是否存在高血压，建议这些儿童每年至少测量一次血压。其他儿童最好每2~3年测量一次血压，以便及时发现血压是否增高。如果儿童血压显著升高同时不存在肥胖因素，应注意是否为继发性高血压（特别是肾性高血压），并需要做进一步检查。

非药物治疗是儿童高血压最为重要且有效的措施，包括控制体重、增加运动、限制总热量（特别是减少甜食、肥肉、油炸食品等）摄入，多吃绿叶蔬菜，少吃盐或腌制食品等。特别需要指出的是，很多孩子喜欢把饮料当水喝，这是非常不健康的生活习惯。

经过上述措施，6个月后若血压仍然升高，则需要考虑药物治疗。若高血压患儿已经发生左心室肥厚、肾脏损害等靶器官并发症，或同时患有糖尿病，则应及时给予药物治疗。儿童高血压患者降压药物首先选择ACEI（普利类）、ARB（沙坦类），但具体治疗方案务必在医生指导下进行。

高血压的类型

1. 什么是原发性高血压?

绝大多数高血压患者的病因不明确,也就是说找不出具体原因,这种类型的高血压称为"原发性高血压",又称"高血压病",占总高血压患者的95%以上。

除了高血压本身的症状外,长期高血压还可能成为多种心血管疾病的重要危险因素,并影响重要脏器(如心、脑、肾)的功能,最终可能导致这些器官的衰竭。

2. 什么是继发性高血压?

血压升高只是某些疾病的临床外在表现,这种类型的高血压称为"继发性高血压"。一般来说,通过临床病史、体格检查和常规实验室化验可以对继发性高血压病因进行初步筛查,高血压患者中约5%的患者可以找出具体病因。

出现以下情况可能是罹患继发性高血压的征兆:

(1)严重或顽固的高血压,降压药物效果不明显。

(2)发病年龄较轻,无其他明显危险因素。

(3)突然发病或者原来控制好的血压突然升高。

3. 原发性高血压和继发性高血压的治疗方法有什么不同?

对于一般继发性高血压,只要发现原发病就能通过手术等手段控制原发病,原发病一旦得到控制,血压情况都会好转。

对于原发性高血压,一般需要改善生活方式三个月,如果通过改善生活方式仍不能有效控制血压,就需要口服降压药物,一般来说原发性高血压需要终身服药治疗。

4. 高血压与胖瘦有关系吗?

高血压病是危害中老年人健康的"头号杀手",一般来说,肥胖者更容易罹患高血压。

好多体型偏瘦的人以为自己比较瘦就不会患高血压。其实除了肥胖,高血压还与遗传、运动量、精神神经因素、年龄、饮食、内分泌、肾脏及周围环境等多种因素有关,这些因素同样存在于体型偏瘦的人群中,因此体型偏瘦者也会患高血压病,而且在现代社会患者人数比例也不低。有时候,体型偏瘦者患高血压可能更加危险。

美国的临床研究表明:高压在160mmHg以上的体型偏瘦的男性,最终因心血管疾病死亡的比例,比血压处于相同高度的肥胖者要高。体型偏瘦的高血压患者死亡率较高,可能是因其末梢血管的阻力比肥胖者大,所以他们更容易出现心肌梗死和脑血管破裂。具体原因还需要进一步通过临床试验来证实。

因此,体型偏瘦的高血压患者更应密切观察,定期检测血压,并在医生指导下坚持服用有效的降压药物,尽量将血压控制在140/90mmHg以下,对于某些高危患者来说,配合服用他汀类药物效果可能会更好。除了控制好血压以外,体型偏瘦的高血压患者还应注重调养护理,保持乐观、开朗、平和的心态,情绪稳定,避免紧张、焦虑,饮食清淡,多吃新鲜蔬菜、水果、豆制品、菌菇类、海藻类,限制高脂肪、高热量、高盐食物的摄入,戒除烟酒,起居有章,劳逸结合,保证充足的睡眠,防止便秘,坚持参加适当强度的体育锻炼(每周3~5次,每次半小时左右中等强度有氧运动)。

5. 妊娠期高血压如何应对?

首先为大家科普几个关于女性妊娠期高血压的名词概念。

孕前高血压

妊娠前或妊娠期的前20周血压≥140/90mmHg,产后持续42天以上,可能出现蛋白尿。

妊娠高血压

妊娠20周后出现的高血压，不伴有蛋白尿，大部分情况下持续至产后42天以内。

先兆子痫

妊娠20周后出现血压升高，伴有蛋白尿或水肿。

重度先兆子痫

妊娠期血压明显升高，血压≥160/90mmHg，大量蛋白尿（＞＋＋＋），伴有头痛、视力模糊、水肿、少尿和实验室检查异常（转氨酶升高，血小板异常下降），甚至癫痫发作，常合并胎盘异常。

妊娠高血压该如何有效治疗?

妊娠高血压降压治疗的目的是预防心血管意外和胎盘早剥等严重母婴并发症。当收缩压≥160mmHg和（或）舒张压≥110mmHg时，高血压孕妇应该进行降压治疗。

常用的口服降压药有拉贝洛尔、硝苯地平或硝苯地平缓释片；口服药不理想时一般可以推荐使用静脉药，常用的有拉贝洛尔、酚妥拉明。孕期一般不使用利尿剂降压，以防血液浓缩及高凝状态；不推荐使用阿替洛尔和哌唑嗪；禁止使用ACEI/ARB类药物；硫酸镁是子痫治疗的一线用药，不作为降压药使用。

妊娠高血压的降压目标分别为：对未发生器官功能损伤的孕妇，收缩压控制在130～155mmHg，舒张压控制在80～105mmHg；对已经发现器官功能损伤的孕妇，收缩压控制在130～139mmHg，舒张压控制在80～89mmHg，同时降压过程力求平稳，切不可波动过大，血压不要低于130/80mmHg。

6. 血压高压正常、低压高是什么原因?

随着社会经济的发展，人们的生活水平不断提高，膳食结构、生活及工作方式等发生变化，我国的高血压患病率呈上升趋势，出现高血压年轻化趋势。高血压是脑卒中、冠心病等心血管疾病的重要危险因素之一，因此，防治高血压对减少心血管疾病的发生具有重要意义。

高血压可以分三种亚型，即单纯收缩期高血压、单纯舒张期高血压、收缩期和舒张期同时升高的高血压。

其中高压正常、低压高就是指单纯舒张期高血压，这种高血压类型常常出现在年轻人群中，它的危害性一点儿都不比单纯收缩期高血压小，甚至更大。

多数研究表明，舒张期高血压患者有共同的明显体质异常，如肥胖、缺乏运动、饮酒、吸烟、精神压力大、熬夜、BMI高、腰围大、脂肪肝、代谢综合征、睡眠呼吸暂停等，这些特质在现阶段年轻人当中十分常见。

那么，为什么这些特质容易引起舒张压升高呢？这就需要从舒张压的形成机制说起。在心动周期中，心室收缩时动脉血压升高达到的最大值称为收缩压，而大动脉弹性能把心室收缩时释放的一部分能量以管壁弹性纤维被拉长的形式储存起来，在舒张期推动血液继续流动的压力称为舒张压。舒张压主要取决于外周血管阻力，外周血管阻力增大引起舒张压升高。

肥胖、BMI高、腰围大、脂肪肝等因素使过多的脂肪组织堆积在外周血管周围，限制外周血管舒张，导致外周血管阻力增加，舒张期血管壁压力增高，导致单纯舒张期高血压。此外，代谢综合征多伴有胰岛素抵抗及高胰岛素血症，促进肾小管对钠、水的重吸收，产生水钠潴留，导致循环血量增加；伴有的血脂、血糖异常及尿酸增高均可导致血管内皮损伤、功能失调，以及血小板黏附，聚集功能异常，从而导致外周阻力增加，进而引起舒张压升高。

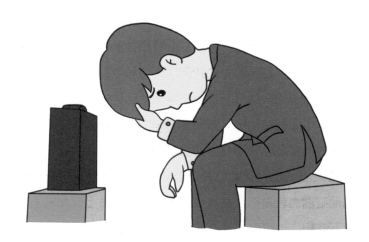

高血压的预防

1. 左右臂血压是否一致？什么情况下需要注意？

对一般人来说，左上臂和右上臂所测得的血压数值可以有一定差异，但其差值一般不会超过10mmHg。可以左侧高于右侧，也可以右侧高于左侧。

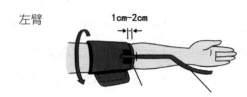

测量左臂时，标记应位于手臂的内侧中央并向下指向手臂内侧，同时使空气管位于前臂内侧与中指呈一直线上。

第一次测量血压时应该同时测量左上臂和右上臂的血压，以后再测量时以较高一侧为准。无论是否患有高血压病，如果两侧血压差值过大（超过10mmHg，尤其是超过20mmHg），有可能是病理状

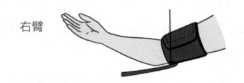

测量右臂时，袖带的标记在肘关节内侧，空气管在肘下部，肘部不要压迫空气管。

态，应该尽快就医，做锁骨下动脉彩超，以明确病因。

如果发现两侧血压差别过大，可能会存在某些疾病。其实导致两侧上臂血压差值明显增大的病因有多种，例如年轻人可能因先天畸形、多发性大动脉炎导致；中老年人更多是由于锁骨下动脉狭窄，也应更加予以重视。

对于中老年高血压患者而言，导致左上臂和右上臂的血压存在明显差异的最常见原因是动脉粥样硬化，特别是因为动脉粥样斑块导致锁骨下动脉发生严重狭窄。锁骨下动脉是全身动脉系统的一部分，这一血管发生明显的动脉粥样硬化病变，往往提示全身其他部位动脉（如冠状动脉、肾动脉、颈内动脉等）也已经发生了动脉粥样硬化病变。因此，同时测量左上臂和右上臂血压非常重要。若发现左上臂和右上臂血压存在明显差异，应该立刻就诊，同时有可能做更多的检查，也可能检查更多的脏器血管，以明确其他脏器血管是否发生病变。比如说发现左上臂和右上臂血压差距过大，除了进行锁骨下彩超，也可以考虑进行颈动脉彩超、肾动脉彩超、冠状动脉CTA或者颅内动脉MRA检查，以明确相关血管是否也发生了异常。

2. 为什么要做好家中自测血压？

现阶段，大多数患者的高血压是就医后发现的，也就是说多是医生测量后诊断的。但是在某些情况下，医生测量的血压有可能并不能如实反映实际情况。那么，哪些情况下医生测量的血压不能如实反映实际情况呢？一种是"白大衣高血压"，一种是"隐匿性高血压"。

"白大衣高血压"是指有些患者在医生诊室测量血压时血压升高，但在家中自测血压或24小时动态血压监测时血压正常。这可能是由于患者见到穿白大衣的医生后精神紧张，血液中出现过多儿茶酚胺，使心跳加快，同时也使外周血管收缩，阻力增加，产生所谓"白大衣效应"，从而导致血压上升。

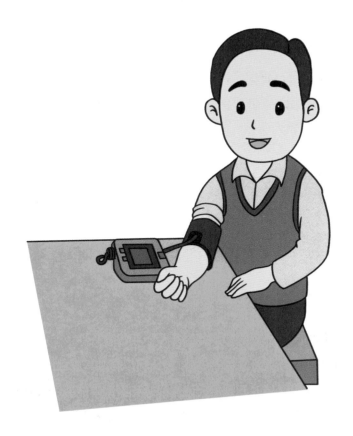

"隐匿性高血压"就是已经有高血压却没有被发现，血压是"偷偷"升高。与"白大衣高血压"相反，这一类人在医院测量血压可能并不高（小于140/90mmHg），但离开医院后，在家测量血压却高出正常标准。研究表明，这种"隐匿性高血压"居然占比高达14%。隐匿性高血压是一种真正的高血压，特别容易被忽视和漏诊。

针对以上两种特殊情况，我们需要做的就是自己准备血压计，在家中自测血压或者完成24小时血压监测以明确诊断。其实只要掌握正确的血压计使用方法就能很好地监测自身血压情况，从而做到对自己的血压心知肚明。

近年来，传统水银手动血压计越来越少，取代它的是电子血压计，那么电子血压计测量结果是否准确就成了大家关心的话题。其实，只要是经过国家监管部门审批的血压计，基本测量数据都是准确的，大部分不准确的测量数据都是由于测量方法不正确造成的。医院也在逐步普及电子血压计的使用，广大高血压患者大可放心选用电子血压计。

当然，对一些可以自行使用水银血压计的患者来说，可以考虑间断使用水银血压计校准电子血压计。与水银血压计相比，电子血压计对测量技术要求低，使用简便，且可避免人为误差。但是某些特殊患者，比如房颤或频发期前收缩的患者，使用电子血压计测量可能会有较大误差，这种情况下最好多测几次取平均值，或者选用水银血压计测量。

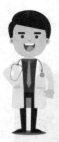

小贴士

◎家庭用的电子血压计必须每半年至一年检查一次。

◎如果患者自行测量血压有困难，家人可以帮助其测量血压。

◎测量血压的最佳时间是每天清晨醒来和服用降压药2～6小时之后。

◎患者在家测量血压时，可以每天早、中、晚各测量一次。

3. 高血压患者应该如何定期复查?

高血压患者的病情程度决定其复查的间隔时间，一般来说血压发生波动就应该就医，不一定受间隔时间的限制，但是规定一些检查项目的时间间隔还是有必要的。

一般可根据高血压的危险程度来建议患者的复查化验项目和器械检查项目的间隔时间。

低危患者 →	每年做1次常规的化验检查及超声心动图。
中危患者 →	6～12个月做1次常规化验检查，1年做1次超声心动图检查。
高危患者 →	6个月做1次常规化验检查，6～12个月做1次超声心动图检查。
极高危患者 →	3～6个月做1次常规化验检查，6个月做1次超声心动图检查。

正在服用某些药物的高血压患者复查化验项目和器械检查项目的间隔时间如下。

服用β阻滞剂的患者 →	每6个月做1次心电图检查，以防发生传导阻滞。
服用利尿剂的患者 →	每3个月复查1次血钾，以防血钾过低。
服用他汀类的患者 →	每6～12个月复查1次肝、肾功能和肌酸激酶（CK）。
继发性高血压患者 →	每年要做1次相关的检查。如有症状性发作时要及时做相关原发病的检查。

4. 高血压在什么时间最危险?

如果要了解每天什么时间点血压最高、最危险,首先要了解血压的节律性。

人类在千万年的进化过程中形成了自身的血压节律,主要表现为夜低昼高。夜间交感神经张力下降,副交感神经张力增强,血压降低;白昼情况则相反。

正常人的动态血压波动曲线呈双峰一谷的长柄勺形,血压在2:00~3:00时处于最低谷,自凌晨睡醒后血压急剧上升并于6:00~10:00达到峰值,白昼基本上处于相对较高水平,多数人有双峰(6:00~10:00和16:00~18:00),18:00以后血压呈缓慢下降趋势。

昼夜血压节律的消失与心、脑、肾等靶器官的损害密切相关,某些恶性心血管事件,比如心肌梗死、脑梗死和血压节律密切相关,这些恶性事件尤其容易发生在清晨(6:00~10:00),于是清晨就成了名副其实的"魔鬼时间"。

一般来说,人醒来后在床上不活动时血压还是比较平稳的,伴随着起床活动血压会逐渐升高,如果这种变化过大就会形成"清晨高血压"或"晨峰高血压"。清晨(晨峰)高血压是指清晨睡醒后1小时内、服药前、早餐前的家庭血压测量结果,或动态血压记录起床后2小时或清晨起床6:00~10:00的血压高于正常,具体为家庭血压测量平均值≥135/85mmHg和(或)诊室测量血压平均值≥140/90mmHg,即可诊断为清晨(晨峰)高血压。清晨(6:00~10:00)是猝死、心肌梗死和卒中等疾病的高发时段,清晨血压升高是促发心血管事件的重要因素。目前,提倡使用每日1次的控制24小时血压的长效降压药物来控制清晨血压。关于长效药物的使用时间也是一门学问,因人而异,有时候血压控制不佳,并不一定需要更换药物,只要调整一下用药时间就可以解决问题,具体用药时间、方法须遵医嘱。

5. 高血压前期患者最应该怎么做?

1939年,Robinson(罗宾逊)和Brucer(布鲁彻)首先提出血压在120～139/80～89mmHg的患者可以定位为高血压前期,并指出绝大多数高血压前期人群将进展为高血压患者,高血压前期人群死亡率是理想血压(＜120/80mmHg)人群的2倍。

2003年,美国预防、检测、评估和治疗高血压委员会的第七次报告〔《美国高血压指南》(JNC7)〕首次将高血压前期列为一个新的血压类别,以取代JNC6中正常和正常高值两种分类。其实,在广大人群中有很大比例患者属于高血压前期,但是由于暂时未达到高血压诊断标准,因此未引起足够的重视。下面就跟大家简单说说处于高血压前期的患者应该怎么做。

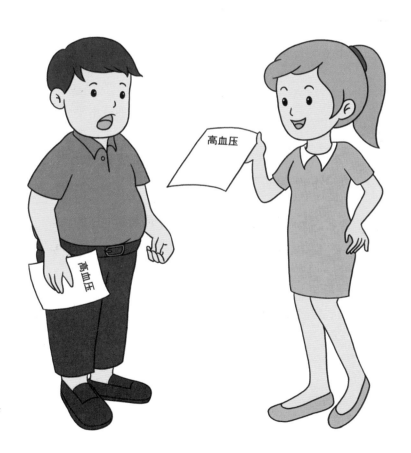

饮食干预 →

对于高血压前期患者来说，低钠饮食是很重要的，《美国高血压指南（JNC8）》建议食盐摄入量不应大于5g/d，对于中国人来说，可以通过逐渐减少食盐的摄入量来改变口味重的习惯。

高钾饮食 →

越来越多的证据表明，增加饮食中钾的含量有助于降低血压。同时需要说明的是，尽量通过天然食物补钾，比如蔬菜、香蕉、牛奶等富含钾的食物。

减轻体重 →

减轻体重可能是改善血压水平最有效的非药物治疗方法，每减重5.1kg可以降低血压4mmHg左右。显然减轻体重是最为简单有效的降压方法，但是需要患者的长期配合与坚持。

坚持运动 →

坚持运动可以显著降低静息血压水平，且这一效果与减轻体重无关，换句话说患者无论体重是否下降，只要坚持运动就有助于降低血压。

戒烟限酒 →

越来越多的试验证明了烟草对血压的危害，而大量饮酒可以明显升高血压，建议广大患者戒烟限酒。

总之，改善生活方式是高血压前期患者最为简单有效的降压措施，关键是要坚持。

高血压的治疗

1. 如何选择降压药？

目前各国在医学证据之上针对高血压制定了相应的指南，体现了共性问题，反映了专家的共识，具有普遍的指导意义。但是高血压是一种异质性疾病，每一位高血压患者的具体情况都不一样，不同的降压药物具有不同的适应证和禁忌证，因此降压目标、治疗方案都不尽相同。临床医师在基于循证医学的基础上，应充分考虑患者的具体情况，做到遵循基本原则的个性化治疗。根据不同降压药的不同属性，因人而异地选择不同的降压药进行治疗。

ARB类药物

ARB类药物即沙坦类药物，如缬沙坦、氯沙坦、厄贝沙坦等，降压作用明显，靶器官保护作用确切，对糖脂代谢无不良影响，尤其对高血压合并左室肥厚、心力衰竭、心房颤动、糖尿病肾病、代谢综合征、蛋白尿患者有益，同时也适用于ACEI类（详见第032页）药物引起咳嗽的不耐受者。常与小剂量利尿剂和CCB类（详见第032页）药物合用。双侧肾动脉狭窄、妊娠、高钾血症患者禁用。

β受体阻滞剂

β受体阻滞剂如倍他乐克、比索洛尔等，对心脏保护作用明确，推荐用于高血压伴有交感神经活性增高者及高动力状态如心率较快者，尤其适用于高血压伴心肌梗死、冠心病心绞痛、快速心律失常、慢性心力衰竭或心率偏快者。大剂量使用要注意对糖脂代谢的不良影响，同时需要注意支气管痉挛、心率过慢等副作用。

利尿剂

利尿剂如氢氯噻嗪、吲达帕胺等，降压作用明确，小剂量噻嗪类利尿剂适用于1～2级高血压患者，也是难治性高血压患者的基础性用药，对于老年高血压和心力衰竭患者尤其有益。小剂量利尿剂不影响糖脂代谢，大剂量利尿剂对血钾、尿酸及糖脂代谢有不良影响。

复方制剂

复方制剂是常用的一类高血压治疗药物，其优点为使用方便，依从性好，尤其适用于依从性差的患者。使用过程中要注意其组成成分的禁忌证和副作用。高血压患者需要终身服药，选择适合自己的药物是最重要的。

CCB类药物

CCB类药物即地平类药物，如硝苯地平、氨氯地平等。此类药物耐受性好，适用于大多数类型的高血压，尤其是老年高血压患者。此类药物降压作用明显、迅速、有效，尤其对老年人高血压、冠心病、颈动脉粥样硬化、周围血管病患者适用，可单用或与其他药物联合应用于糖尿病、冠心病、呼吸系统疾病、肾脏疾病的患者。

ACEI类药物

ACEI类药物即普利类药物，如卡托普利、培哚普利等。此类药物降压作用明显，对高血压合并心力衰竭、心肌梗死、心功能不全、糖尿病肾病、代谢综合征患者有益。可与小剂量噻嗪类药物、CCB类药物合用。

双侧肾动脉狭窄、妊娠、高血钾患者禁用。目前，血肌酐 > 265 μmol/L 的患者使用ACEI仍有争议，有研究认为，此时应用ACEI类药物仍能延缓对肾功能的损害。

2. 不同人群如何选择不同的降压药？

肥胖人群

减重是肥胖患者治疗的基石。因为肥胖人群多伴有血脂异常、胰岛素抵抗、尿酸异常等，首选ACEI、ARB类药物，这两类药物有助于改善胰岛素抵抗，对血糖、血脂、尿酸代谢无明显不良反应。

利尿剂对血脂、血糖及尿酸代谢有一定影响，应谨慎使用或者小剂量使用，避免大剂量使用；β受体阻滞剂可以降低交感神经的兴奋性，可以

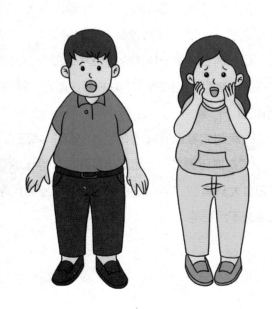

应用于肥胖、胰岛素抵抗引起的交感神经兴奋性异常增高的患者。但是因为非选择性β受体阻滞剂对血脂、血糖的不良影响，不建议使用。

高盐摄入人群

我国很多地区的居民食盐摄入量过高，就是我们常说的"口味重"。盐的摄入是影响血压的重要因素，我国盐敏感性高血压占全部高血压人群的约25%以上。对于所有高血压患者都应限盐，对于日常生活中盐分摄入较多的人群给予小剂量利尿剂是有效的。

焦虑人群

对于焦虑人群要多注意关注其情绪及精神因素，对于高血压伴有焦虑引起的持续交感神经兴奋性增高的患者，β受体阻滞剂是有效的，必要时可以合理联用抗焦虑药物。

打鼾人群

打鼾即俗语所说"打呼噜"，又称为"睡眠呼吸暂停综合征"，是高血压的独立危险因素，也是难治性高血压的重要诱因之一。这类患者首先应选择持续正压通气，以改善基本通气情况；其次是药物治疗，因为睡眠呼吸暂停综合征患者常常伴有高醛固酮血症，有小规模临床试验证明螺内酯对其有特效，也有小规模试验证明β受体阻滞剂疗效较好。

甲状腺疾病患者

甲状腺功能亢进患者（简称"甲亢"）多合并收缩压升高，甲状腺功能减退患者（简称"甲减"）多合并舒张压升高。治疗上主要是针对甲状腺疾病，此外，甲亢合并高血压患者通常选用非选择性β受体阻滞剂，甲减合并高血压患者多选择小剂量利尿剂。

老年高血压患者

《中国高血压防治指南（2018修订版）》建议年龄≥65岁的老年患者血压降至150/90mmHg以下，耐受良好者降至140/90mmHg以下；≥80岁的老年患者血压不宜低于150/90mmHg；老年高血压合并糖尿病、冠心病、心力衰竭、肾脏疾病者血压应降至140/90mmHg以下。

2014年《美国高血压指南（JNC8）》推荐年龄≥60岁的一般人群在收缩压≥150mmHg或舒张压≥90mmHg时启动药物治疗，降压目标为＜150/90mmHg。如果这部分人群通过药物治疗收缩压降至140mmHg以下，且耐受良好，无不良反应，那么无须调整药物。

　　对于老年高血压患者的药物治疗应该充分考虑患者耐受性的问题，遵循小剂量起始用药、逐渐加量的原则。若无禁忌证，建议使用ACEI、ARB、CCB、β受体阻滞剂、利尿剂等不同药物时，应按照患者具体情况决定使用哪种药物。

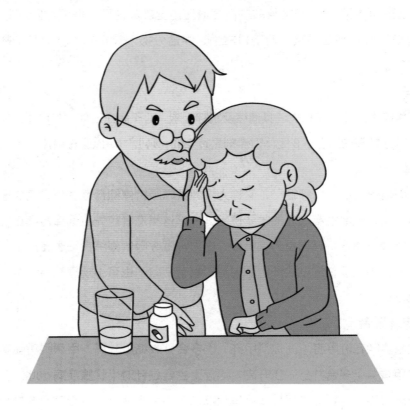

高血压合并糖尿病患者

　　对于高血压合并糖尿病患者，在无禁忌证时，降压药物首先考虑ACEI类和ARB类；联合用药也要以这两类药物为基础，加用CCB类或小剂量噻嗪类利尿剂，或小剂量β受体阻滞剂。

　　伴有糖尿病、肾病的高血压患者，应按照肾脏疾病的要求进行血压管理。对于糖化血红蛋白<7%、年龄较大、病史较长、严重大血管并发症、严重低血糖病史及独居的患者，建议不要过分追求血压达标，血压目标值可以适度放宽。

3. 血压低需要治疗吗?

低血压,一般指血压低于90/60mmHg。临床上常常有患者到门诊咨询:血压过低是否需要进一步治疗?是否有提升血压的药物?对于低血压人群应区别对待,因人而异。低血压最常见于生长发育过程中的青少年、体质虚弱者及老年人,尤其需要指出的是,以上发生低血压的人群中以女性居多,其危害性及处理原则各有特点。

体质虚弱人群

体型较瘦者、体质虚弱者、青少年、缺乏运动者及年轻女性发生低血压的概率较大,有的没有任何症状,有的可能出现头晕、乏力、气短、精神不振、易疲劳等症状。有些女性天生血压偏低,如果没有十分明显的不适,完全可以不必过分忧虑血压情况。大多数以上情况无须特殊治疗。

季节性低血压人群

在炎热的夏天较常出现季节性低血压,因出汗过多导致血容量减少,加之血管扩张而出现血压降低,患者可有暂时性的头痛、头晕、胸闷、气短等症状。血压偏低的人在夏季要注意多饮水、补充血容量,同时可以适当多吃一些含盐量高的食物,防止血压过度下降。对于一些正在口服降压药的老年患者,建议考虑调整药物用量以应对夏季血压过低。

直立性低血压人群

在体位发生变化时,如蹲下后站立,由于站立时头部供血不足,会出现眼前发黑、头晕欲倒的症状。此类低血压多见于血管硬化的老年人,主要有两大原因:一是多数老年人会有动脉粥样硬化病变,导致身体血压调控能力下降;二是有些老年高血压患者因服用降压药物不当而造成血压下降。

如果直立性低血压导致患者晕厥或近乎晕厥,就可能带来严重后果,所以对这种可能带来严重后果的直立性低血压患者应积极处理。老年高血压患者一定要在医生的指导下服用降压药,不要随意更换降压药的种类和剂量;同时,直立性低血压发生后应在医生的指导下调整药物用量或种类;平时要注意变更体位时的速度,起床或由坐位起立时要放慢速度,不要过急过快,建议平时做一些体位锻炼。如果低血压症状长期得不到缓解,就应该及时去医院诊治。

正在服用降压药的人群

正在接受降压药物治疗的高血压患者，出现血压过低或有低血压症状，如头晕、头痛、眼前发黑、晕厥等症状，应及时复诊以调整降压用药方案，视情况调整药物种类或减小药物剂量。

最后需要强调的是，对低血压患者是否使用升高血压的药物。现阶段有一些升高血压的药物，但是绝大多数是静脉制剂，比如多巴胺等药物，多用于抢救危重患者，口服升高血压药物暂时没有大规模用于临床，一般情况下不考虑口服升高血压的药物。

4.H 型高血压患者如何预防脑卒中？

"H型高血压"是指伴有同型半胱氨酸升高（≥10μmol/L）的高血压。

近年来，人们广泛关注H型高血压，《中国高血压防治指南（2018年修订版）》中指出，高血压是一种"心血管综合征"，多种心血管危险因素的综合干预对于高血压患者的危险控制来说尤为重要，血浆同型半胱氨酸升高也被纳入其中，作为影响高血压患者心血管预后的重要因素加以控制。

脑卒中是导致我国居民死亡的第一位病因，大量流行病学研究显示，高同型半胱氨酸血症是脑卒中的重要危险因素。

"H型高血压"并不是简单高血压和同型半胱氨酸血症的总和，1加1并不等于2，而是大于2。当高血压合并同型半胱氨酸血症时，其心血管疾病的风险也将成倍增加，提示我们要同时控制高血压合并同型半胱氨酸血症患者的血压和同型半胱氨酸，单纯控制其中之一都不会有效降低疾病的发生率。

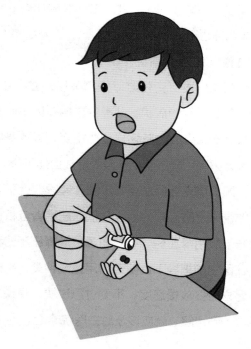

补充叶酸

众多研究表明，叶酸可以有效降低血液中的同型半胱氨酸含量。由于我国饮食习惯中多用煎、炒、烹、炸的传统烹饪方式，导致蔬菜中的叶酸大量丢失和失活，我国居民叶酸水平明显低于其他国家。补充叶酸是现阶段最为安全和有效地降低同型半胱氨酸的方法。同时，生活之中避免对食材的过度烹饪也是减少叶酸丢失的有效办法。

综上所述，叶酸水平低，可导致同型半胱氨酸水平升高，而同型半胱氨酸升高可以通过多重病理机制导致心血管疾病的发生，尤其是脑卒中的发生。随着研究的深入，补充叶酸可以有效降低同型半胱氨酸，同时降低心血管疾病的发生率，尤其是脑卒中的发生率。因此，占总体高血压患者75%的"H型高血压"人群应该是我国脑卒中预防的高危人群，而有效的治疗手段应该成为大家都予以重视的常识。

5. 老年糖尿病、冠心病患者血压应该降到多少？

2020年8月，欧洲心脏病学会年会在荷兰阿姆斯特丹召开，再次推出讨论高血压领域的诸多问题。

在高血压领域，近期最重要的问题是血压目标值。比如，老年患者目标血压值是多少？老年、年轻人、有并发症的患者目标血压值又应该是多少？众说纷纭，普通人实在难以读懂，下文概述一下。

中老年患者收缩压应降到150mmHg以下，舒张压应降到90mmHg以下，这一结论已经得到证实。但也有不同声音，有些研究显示，75岁以上的老年患者收缩压降到120mmHg以下同样有好处。问题出现了：什么样的老年人需要降到120mmHg？什么样的老年人降到150mmHg？这就要考虑患者的基础疾病状态，如果只是年龄因素没有其他疾病，那么多降低一点儿可能会更好，但是也不能快速降压，要慢慢来，不要一下子降至目标值。

70岁以上的老年人

对于70岁以上的老年人，如果同时有多个危险因素，动脉弹性和功能很差，血压过低可能会对脏器灌注产生影响，有可能产生心肌缺血、脑梗死等并发症，因此血压可以适度放宽至150mmHg。

60岁以上的老年人

对于60岁以上的老年人，基本原则是降至140mmHg，美国曾指出降至150mmHg，但是我国的一些知名教授表示还是应该降至140mmHg以下，为什么呢？因为我国进行的高血压研究，入选研究的都是60岁以上患者，在这个年龄段降低至140mmHg，不论是不是伴有糖尿病，都有利于并发症的控制，所以针对中国老年高血压患者，降低至140mmHg是可以接受的。

高血压合并糖尿病的患者

对于高血压合并糖尿病的患者，其血压目标值各个指南有较大出入。《中国高血压防治指南（2018年修订版）》仍是130/80mmHg，2015年后的《中国糖尿病防治指南》是130/85mmHg。不同的医疗学会或组织，如糖尿病学会、高血压学会、肾脏学会等，由于其临床侧重的不同提出了不同的目标值要求，目前总体仍倾向于130/80mmHg的目标值，但仍需要更多的循证医学证据的支持。

高血压合并冠心病的患者

对于高血压合并冠心病的患者，也希望能降至130/80mmHg。《美国高血压指南（JNC8）》指出，稳定型冠心病患者，血压应降至140/90mmHg；而对于有不稳定型心绞痛、心肌梗死的患者希望能够降低至130/80mmHg。

对于高血压合并脑卒中患者的降压目标值，应分为急性期和稳定期两种情况。由于脑卒中急性期血压有逐渐下降的趋势，因此急性期不主张过快的降压治疗，缺血性脑卒中急性期应降至180/110mmHg，而出血性脑卒中急性期应降至160/100mmHg。对于稳定期患者，一般推荐降压目标为＜140/90mmHg，老年患者应<150/90mmHg。

从目标值来看，无论是哪一种临床研究，实际上都是基于不同人群进行的药物治疗建议，具体还要根据患者的实际情况来确定个体降压目标值。

6. 先吃差的降压药，再吃好的降压药？

在日常临床工作中，很多刚刚诊断为高血压的患者认为，刚开始时能不吃药尽量不吃药，需要吃药时不要使用"太好的"降压药，可以先用复方罗布麻、复方降压片等便宜一些的药物，等到高血压逐渐严重了，再使用医生推荐的"贵的"主流降压药。这种观点对吗？

首先要明确的是，以上观点是不对的。因为高血压一旦发生，就已经开始对人体产生危害了，此病一经诊断，就应尽早采取切实有效的治疗手段。对于高血压患者而言，降压本身很重要，但是降压之外保护心、脑、肾等靶器官也是不容忽视的。因此，在选择降压药物时，不仅要考虑其降压效果，还要考虑所选药物能不能对心、脑、肾等重要脏器起到很好的保护作用。

临床应用很多年的一些降压药物（天麻降压片、杞菊降压片、复方降压片等）虽然有降压作用，但也有明显不足之处：不良反应发生率较高，降压作用持续时间较短，需要每日多次服药等，这样既容易漏服，又可使血压的波动幅度增大，对靶器官造成不良影响。这些药对心、脑、肾的保护作用不大。

美国和欧洲许多国家经过多次大规模的临床研究发现，虽然不同降压药都可以使血压降低，但有些较好的降压药在较好控制血压的同时，还可以发挥更好的靶器官保护作用，从而减少患者因高血压所致的心、脑、肾损害，延长寿命。因此，如果经济条件允许，最好在治疗伊始就选用疗效确切的长效降压药物。这些有靶器官保护作用的降压药虽然价格稍贵一些，但具有许多优势：疗效确切，降压效果好，不良反应发生率低，有确切的靶器官保护作用；降压作用平稳，能在24小时内持续平稳地发挥降压作用，从而减小血压波动；用法简便，每日只需服用1次，不易漏服。

那么，人们担心的问题又来了，如很多人认为：如果一开始就使用"好药"，若以后血压继续升高将无药可选。其实这种担心是不必要的。目前市面上有许多种类的降压药，只要坚持科学合理治疗，绝大多数原发性高血压都可以得到较好控制，而且血压上下波动的情况也会有应对的办法，不会出现无药可用的局面。

7. 是不是血压超过 140/90mmHg就应该吃药了？

医学上，非同日3次测量血压均超过140/90mmHg，才能诊断为高血压病，但并不是所有人血压高于140/90mmHg就开始给予药物干预，不同人群开始应用降压药的时机并不完全一样。

当血压处于140/90mmHg到160/100mmHg之间时，只要患者不存在冠心病、慢性肾病、糖尿病等疾病，应该首先建议其改善生活方式，即采取少吃盐、多运动、调整饮食结构、减重、戒烟限酒、充分休息等措施，生活方式改善之后很多患者的血压可以降到正常范围或有明显改善。若经过3个月改善生活方式后血压改善不明显，再开始启动药物干预。

对于高血压合并冠心病、慢性肾病或糖尿病的患者，血压控制目标值尽量不要超过130/80mmHg，这样可以最大限度地保护心、脑、肾功能。

对于妊娠高血压患者，各专业指南也提供了比较稳妥的处理方案，多数指南建议尽量在血压高于160/110mmHg以后再开始采取药物降压治疗。

对于75岁以上的老年人，生活方式干预不能过度积极，否则可能带来一些意外。这些老年人血压超过150/90mmHg时可考虑启动药物降压治疗，把血压降低至150/90mmHg以下。如果患者耐受良好，没有明显不良反应，也可尝试将血压降低至140/90mmHg以下。但是需要指出，由于老年人动脉硬化，血管弹性差，血压传输容易丢失，因此不要过分积极降压，即使患者血压偏高一点儿也是可以接受的。

对于急性脑梗死患者，血压在200/110mmHg以上及急性脑出血患者收缩压180mmHg以上，可以考虑启动降压治疗，降压治疗不要太积极，因为那样可能影响大脑灌注，造成严重后果。待脑梗死或脑出血病情稳定后，可逐渐把血压降低至正常范围。

总之，不同人群的降压策略不一样，不是一成不变的，应根据不同患者的具体情况做出具体的诊疗方案。

8. 降压药吃两天了，怎么还不管用？

生活中常常听到这样的言论：某某医生太棒了，我的血压1天就给降下来了；某某医生水平有待提高，我的血压经过好几周才调好。其实这是对医生的误解。

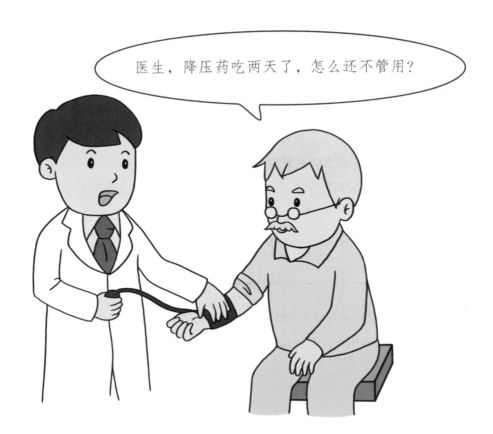

其实，真实的情况是：迅速降压可能带来非常严重的不良后果，建议除非严重高血压（≥180/110mmHg），大部分高血压不需要紧急降压，在两三周内逐渐把血压控制好即可。因此，初用降压药物不能心急，更不要因为两三天血压没有下降就频繁更换药物。即使面对严重高血压（≥180/110mmHg），降压幅度也不应该过大，24小时内降压幅度控制在25%左右，或者不低于160/100mmHg较合适。

随着医药技术的发展，长效降压药逐渐成为主流，同时长效降压药的临床应用也日渐增多。此类药物有多种优势，如降压作用持久、每天用药1次、依从性好、有效降低晨峰高血压、降压平稳、较少引起显著的血压波动等。但这类药物的另一个特点是起效缓慢，一般服药1~2周才能达到平稳的血药浓度，有效发挥降压疗效，同时这样的好处是可以避免血压在短时间内迅速降低。因为对于血压严重升高、高龄或已经发生严重心血管疾病的患者，血压在短时间内迅速降低可能对患者产生不利影响，容易诱发主要器官缺血。而长效降压药物逐渐缓慢地发挥降压作用，避免了前述不良影响。因此，有些患者开始服药一两天后测量血压无明显下降，误以为该药效果不好，医生水平不高，这种认识是错误的。遇到这种情况一定要耐心，只要血压有下降趋势即可接受，服药1~2周后再对药物效果进行评价。

给初次服用降压药物的患者提几个小建议：

服用降压药期间请密切监测血压情况

掌握血压情况有助于确立后期的药物调整方案。比如，服药后血压一直偏低，同时有头晕等低灌注状态发作，此时，需要将降压药减量或减少药物品种；如果血压还一直偏高，那就是降压药力度不够，可以将药加量或者联合其他降压药。

服用某些药物需要定期化验以明确是否存在副作用

比如，患者如果长期使用利尿剂则可能发生低钾血症，而ACEI、ARB类药物可能发生高血钾，需要定期检查血钾。

9. 什么情况下可以停用降压药？

　　临床上常常遇到这样的问题："医生，我最近血压平稳，可以不吃降压药了吗？"这时医生大多数情况下不会建议患者停用降压药，但是也有少数情况可以停用降压药。那么，哪些情况可以停用降压药呢？

第一种情况

　　少数原发性轻度高血压患者经过降压药治疗，是有可能减少用药剂量或停药的。轻度高血压患者通过改善生活方式，如减重、戒烟限酒、限盐等，血压水平有可能改善，这些人可以在医生指导下尝试停药。如果停药后血压再次升高，则需要重新服药并长期坚持治疗；如果血压没有反弹，那么只要坚持注意改善生活方式即可。

第二种情况

　　长期高血压患者如果不加以控制，发生了严重心血管疾病，如心肌梗死、心功能不全等，这种情况下心功能已经受损，心排血量下降，血压显著降低，不再升高。这时可能需要减少原来服用降压药的种类或剂量，以防出现灌注不足（即血压偏低造成重要脏器缺血）等不良后果。

第三种情况

　　第三种情况见于继发性高血压患者。所谓继发性高血压是指高血压继发于某种疾病，如肾性高血压、原发性醛固酮增多症、库欣综合征、睡眠呼吸暂停等。这些高血压患者在去除诱发因素（手术切除肾上腺原发瘤，睡眠呼吸暂停使用呼吸机）后其血压恢复正常，就可以逐渐停止应用降压药。

停药有可能是一个逐渐的过程，很少一蹴而就，因此大家千万不要自行停药，具体情况一定要到专业医院就诊后再尝试。

10. 血压控制不佳的常见原因有哪些?

临床上常常见到一些患者，经过改善生活方式及药物治疗后血压仍旧不能得到有效控制，这种情况的出现往往令患者失去治疗信心。为此，必须找到造成血压控制不佳的主要原因，从源头着手，使血压能够得到有效控制。

1 不良的饮食习惯，如食盐摄入过多，容易造成容量负荷过重（通常建议氯化钠摄入量每天不超过5g）。

2 多项研究表明，肥胖易造成血压控制困难，尤其是舒张压控制困难。

3 正在服用某些药物，如非甾体抗炎药，可能造成水钠潴留，使血压控制不良。

4 长期大量饮酒者血压难以控制，尤其是男性。

5 口服避孕药会造成血压升高，严重者形成难治性高血压。

6 严重打鼾可使血压逐渐升高，控制起来难度增大。

当然，还有一些其他原因也使血压升高，同时难以控制，在此不一一列举，但是希望大家做好生活方式的改善，在生活的点点滴滴中把血压控制住。

11. 互动问答

问

发现血压降低马上停用降压药对吗?

答

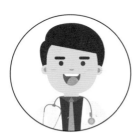

发现原本控制不理想的血压明显降低之后,一些患有高血压的朋友往往自行减少降压药的用量,甚至会停药。几天后发现血压升高,便再次服药或增加降压药剂量。这种做法是很不科学的,甚至会对身体健康产生不良影响。间断性服用降压药的主要危害在于引起血压明显波动,血压水平忽高忽低,会直接影响心、脑、肾等重要器官的血液供应,还可能诱发严重的疾患(如急性心肌梗死、脑中风等)。天气转暖之后,虽然一些患者的血压会有一定幅度的下降,但多数情况下降幅度不会太大,一般无须调整治疗方案,更不要自行改变降压药的种类与剂量。降压治疗方案的确定具有很强的专业性,需要考虑很多因素。如果血压仅仅是轻度波动,一般无须更改治疗方案,随着人体对气温的逐渐适应,血压可以重新恢复稳定。

问

哪些情况下需要调整降压药？

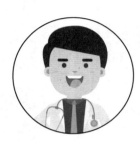

答

如果血压降低过于明显（比如，低于110/70mmHg或者有头晕、眼前发黑等低血压症状），则需咨询医生，在医生的指导下适当调整降压药。一般常见的方案是降低原有降压药的使用剂量，比如变为原有剂量的1/2或1/3，或者换用其他降压力度较小的药，在一些比较严重的情况下可以停用降压药。但是以上情况都不是一蹴而就的，调整降压药后需要严密监测血压情况，根据具体情况采取具体处理措施。

问

为什么天气转暖后血压较之前有所下降？

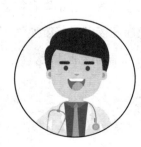

答

一般来说，在温暖的季节，特别是夏季，外在环境的温度高，浅表动脉会明显扩张使外周阻力降低，致使血压降低。同时，夏季我们往往出汗较多，血管内的血容量会有所减少，也可以引起血压下降。对于健康人而言，血压在不同季节出现波动是一种正常的现象，是机体与外部环境互动的过程。但是对于高血压患者，因季节变换所导致的血压波动幅度可能会较大，这时就需要患者注意监测血压及自身症状。

高血压患者的日常生活保健

1. 饮食与高血压的关系

表 2.2 饮食与高血压的关系

饮食与高血压	详 析
蛋白与高血压	调查和研究结果表明，蛋白和血压水平呈负相关。其中，植物蛋白较之动物蛋白能更好地降低血压
脂肪酸与高血压	一些研究提示，品质好的深海鱼油对高血压患者非常有益。同时，橄榄油含有丰富的单不饱和脂肪酸，它与推荐使用的地中海饮食相关联，提倡用于心血管疾病的治疗
膳食纤维与高血压	膳食纤维能影响饱腹感和降低能量摄入，从而降低体重，达到降低血压的效果。对于高血压患者，摄入膳食纤维有降低血压的可能，其原因可能是增加了镁、钾摄入的结果，也可能是不溶性和可溶性纤维对血压降低有直接效果
低碳水化合物与高血压	低碳水化合物饮食通俗地讲就是少吃米面，这种饮食对甘油三酯和高密度脂蛋白胆固醇水平产生了潜在的有益影响，从而对血压起到有益的作用
钠盐与高血压	在工业化国家，减少钠盐摄入可导致血压显著下降。有关的钠盐实验显示，每天钠盐摄入从100mmol减少到50mmol能有效降低血压。老年人减少钠盐摄入既能预防高血压的发生，又能使已患的高血压得到控制
矿物质与高血压	摄入钾能有效降低高血压患者和正常血压者的收缩压和舒张压；补镁对控制血压有较好的效果；钙在控制血压上担任了一个重要的角色，每天摄入钙1200mg能有效降低收缩压1.9mmHg和舒张压1.0mmHg

2. 高血压患者的饮食原则

表 2.3 高血压患者每日饮食推荐表

类 别	每日用量	说 明
主食以谷物为主	150～375g	可以适量增加粗粮,如玉米、荞麦、燕麦等的食用量,少吃精米细面
动物性食物	70～100g	动物性食物最好以鱼、家禽为主,摄入量占每日蛋白总摄入量的20%
豆类及豆制品	黄豆30g 豆浆250mL 豆腐200g	豆类含有优质的植物蛋白质,一般不会产生肉类的胆固醇问题
奶类	250～500mL	多选择脱脂牛奶或者酸奶
新鲜蔬果	蔬菜400～500g 水果200g	多摄取深色或绿色蔬菜,如芹菜、黄瓜等
食用油	15～25g	以植物油为主,如橄榄油、玉米油等
胆固醇	300mg以下	要避免过多摄入鸡蛋黄、猪蹄、鱼子等富含胆固醇的食物
盐	3～5g	酱油、咸鱼、腊肉中的隐形盐分也要计入其中

习惯低钠饮食

钠是人体不可或缺的元素，但是钠摄入过多会引起水钠潴留，血容量增加，不但会导致血压升高，还会加重心脏负担。高血压患者要习惯低钠饮食，每天食盐量控制在6g以内，其中包括调味品和零食中的食盐。

表2.4 加工食品含盐量

加工食品	含盐量
100g方便面（含汤）	5.6g
100g腌雪里蕻	8.5g
50g榨菜	5.5g
60g切片面包	0.8g
10g梅子干	2.2g
50g酱萝卜	9g

表2.5 调味料含盐量

调味料	含盐量
18g酱油	5.9g
18g番茄酱	0.5g
50g蛋黄酱	1g
100g鱼露	25g
100g鸡精	35g
50g黄豆酱	4.5g

习惯低脂饮食

研究表明，饱和脂肪酸和胆固醇会引发或加重高血压。所有脂肪摄入都会引起肥胖，而肥胖会引发高血压。因此，控制食物中的油脂，尤其是饱和脂肪酸和胆固醇含量很重要。高血压患者食物中脂肪的热量比应控制在25%以下，最高不超过30%。严格限制肥肉、蛋黄、奶油、鱼子等食物的摄入。

严格戒烟，限制饮酒

吸烟会明显加重高血压及对心血管的损害，同时增加肿瘤患病率。少量饮酒对人体并无害处，尤其是适量饮用一些红酒。但是长期大量饮酒可以使血压升高，尤其是舒张压升高明显。饮酒初期有时会见到血压降低，之后缓缓回升，次日血压升高明显。建议饮酒量如下表。

表2.6 建议饮酒量

酒类（酒精含量）	毫升（mL）
啤酒（5%）	720
白酒（48%）	60
威士忌（43%）	60
白兰地（43%）	60
红葡萄酒（12%）	300
米酒（24%）	150

补充水分

对于高血压患者来说，科学合理地补充水分尤为重要，但是过多补水不利于健康。高血压患者科学的补水方法是：每天早晨喝1杯温水，上午、午餐时、下午3点左右都不要忘记喝水，晚上睡觉前喝一些水。高血压患者要少量多次饮水，每次不要超过200mL，每天饮水量以1200~1500mL为宜。研究表明，硬水（泉水、井水、天然矿泉水等）中含有较多微量元素，有助于降压。

3. 老年人在什么情况下不宜测量血压?

老年人的血压极易在起床后、饱餐后、运动后、喝茶与咖啡后、吸烟后、憋尿时出现波动，影响测量结果，这些时候不宜测量血压。但早晨刚起床的时候，老年人的血压一般比较高，这时应该加强血压监测。

老年人健身运动以后不能测血压，应该先休息20分钟左右，这样才可以得到比较准确的血压值。老年人测量血压的前半小时，要注意不要喝茶和咖啡，另外最好不要吸烟，因为吸烟、喝茶或咖啡都会对身体产生兴奋作用，这个时候测出的血压值会比较高。另外，测量血压前，应提前小便，排空膀胱，这主要是因为在膀胱充盈的状态下，腹腔压力往往比较大，造成膈肌上升，导致胸腔压力增加、心脏回血量减少，血压有可能因此下降；还有一种情况，明显的尿感会刺激交感神经兴奋，导致血压升高，从而造成测量结果不准。

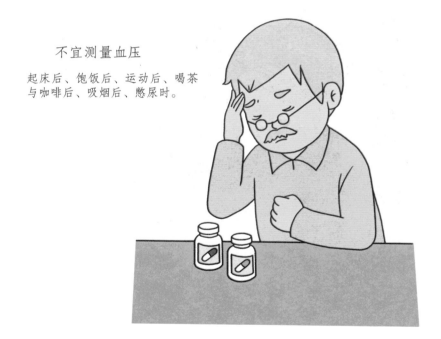

不宜测量血压

起床后、饱饭后、运动后、喝茶与咖啡后、吸烟后、憋尿时。

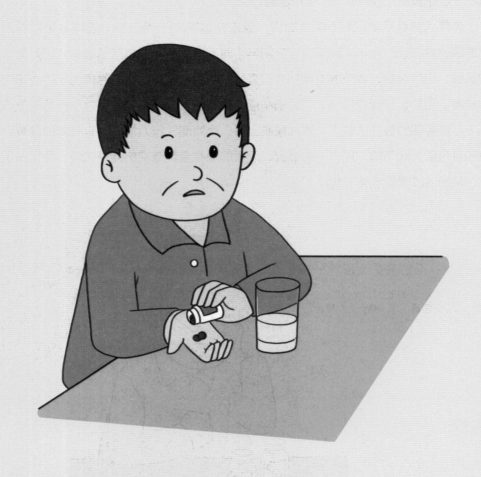

第三章

切莫忽视"隐形杀手"
——高血脂

我们常常说的"三高"，分别是指"高血脂、高血压、高血糖"，其中高血脂即不同血脂成分水平过高，统称为"高脂血症"。

一般来说，血脂中的主要成分为甘油三酯和胆固醇，它们都是广泛存在于人体的基础代谢必需物质，但由于生活水平的提高，人们饮食结构的改变，如爱吃荤菜、不喜蔬果，每逢节假日暴饮暴食等，使得血脂积累过多，危害我们的健康。

初步认识高血脂

1. 什么是血脂？如何分型？

血脂是血清中的胆固醇、甘油三酯和类脂（如磷脂）等的总称，与临床密切相关的血脂主要是胆固醇和甘油三酯。在人体内，胆固醇主要以游离胆固醇及胆固醇酯的形式存在；甘油三酯是甘油分子中的3个羟基被脂肪酸酯化而形成的。血脂不溶于水，必须与特殊的蛋白质即载脂蛋白结合形成脂蛋白才能溶于血液，从而运输至组织进行代谢。脂蛋白分为乳糜微粒（CM）、极低密度脂蛋白（VLDL）、低密度脂蛋白（LDL）和高密度脂蛋白（HDL）。临床上血脂检测的基本项目为总胆固醇（TC）、甘油三酯（TG）、低密度脂蛋白胆固醇（LDL-C）和高密度脂蛋白胆固醇（HDL-C），以上4项也是医生最为关心的血脂代谢指标。因此，高脂血症也就包括高胆固醇血症、高甘油三酯血症、高低密度脂蛋白血症、低高密度脂蛋白血症。日常生活中常常提到的就是以上这4种血脂异常。

总胆固醇（TC）

TC是指血液中各种脂蛋白所含胆固醇的总和。影响TC水平的主要因素有以下几点。

年龄与性别：TC水平常随年龄增长而上升，中青年女性低于男性，女性绝经后TC水平较同年龄男性高。

饮食习惯：长期高胆固醇、高饱和脂肪酸摄入可使TC升高。

遗传因素：与脂蛋白代谢相关酶或受体基因发生突变，是引起TC显著升高的主要原因。TC对动脉粥样硬化性疾病的危险评估和预测价值不及LDL-C精准。所以不管是患者还是临床医生要更加关注高低密度脂蛋白血症。

甘油三酯（TG）

与TC不同，TG水平个体内及个体间差异大，同一个体TG水平受饮食和不同时间等因素的影响，所以同一个体在多次测定时，TG值可能有较大差异。调查资料表明，血清TG水平轻至中度升高者患冠心病的危险性增加。当TG严重升高时，常可伴发急性胰腺炎。通俗来说，这是"坏血脂"，"坏事"中一部分是它干的，要争取把它降到合理的范围内。

低密度脂蛋白胆固醇（LDL-C）

胆固醇占LDL比重的50%左右，故LDL-C浓度基本能反映血液的LDL总量，影响TC的因素均可同样影响LDL-C水平。LDL-C升高是动脉粥样硬化发生、发展的主要危险因素，动脉粥样硬化的病理虽表现为慢性炎性反应特征，但LDL很可能是这种慢性炎症始动和维持的基本要素。这种血脂属于"坏血脂"中的主要成分，很多"坏事"都归罪于它，对于很多人来说它越低越好！

高密度脂蛋白胆固醇（HDL-C）

HDL-C能将外周组织（如血管壁内）中的胆固醇转运至肝脏进行分解代谢，即胆固醇逆转运，可减少胆固醇在血管壁的沉积，起到抗动脉粥样硬化的作用。大量的流行病学资料表明，血清高密度脂蛋白水平越高越能延缓动脉粥样硬化的进展。它就是我们所说的"好血脂"，它增多能帮助人类预防动脉粥样硬化性疾病的发生和发展，它要是减少了我们还要想办法使它增多。

2. 哪些因素容易造成血脂升高？

引起血脂升高的因素很多，如年龄与性别、饮食与运动、遗传因素等。按照病因可以分为原发性高脂血症和继发性高脂血症。

原发性高脂血症

除了不良生活方式（如高热量、高脂和高糖饮食，过度饮酒等）与血脂异常有关以外，部分原发性高脂血症是由于单一基因或多个基因突变所致。由于基因突变所致的高脂血症多具有家族聚集性，有明显的遗传倾向，故临床上通常称为"家族性高脂血症"。这类患者的LDL-C异常升高，是正常人的4~6倍，容易在生命早期患心血管疾病。

继发性高脂血症

继发性高脂血症是指由于其他疾病所引起的血脂异常。可引起血脂异常的疾病主要有肥胖、糖尿病、肾病综合征、甲状腺功能减退症、肾衰竭、肝脏疾病、系统性红斑狼疮、糖原累积症、骨髓瘤、脂肪萎缩症、急性卟啉病、多囊卵巢综合征等。此外，某些药物（如利尿剂、非心脏选择性β受体阻滞剂、糖皮质激素等）也可能引起继发性血脂异常。其临床表现主要是脂质在真皮内沉积而引起的黄色瘤。

3. 哪些人需要重点筛查血脂？

血脂检查的重点对象为有心血管疾病病史者、存在多项心血管疾病危险因素（如高血压、糖尿病、肥胖、吸烟）的人群、有早发性心血管疾病家族史者（指男性一级直系亲属在55岁前或女性一级直系亲属在65岁前患缺血性心血管疾病）或有家族性高脂血症患者；皮肤或肌腱黄色瘤及跟腱增厚者。

4. 高脂血症会有哪些外在表现？

多数高脂血症患者无任何症状和异常体征，只是抽血化验时发现血脂存在异常。但是对于一部分高脂血症患者来说还是存在外在表现的。同时，有如下外在表现的人也应该注意检查血脂。

早发角膜环

早发角膜环多见于40岁以下患者，这些人群多伴有血脂异常，表现为视物模糊不清等影响视力的眼科症状。

脂血症眼底病变

严重的高甘油三酯血症还可以见到脂血症眼底病变，同样表现为视物模糊不清等影响视力的眼科症状。

黄色素瘤

黄色素瘤是由于脂质沉积所致，在高脂血症患者人群中较为常见。黄色素瘤是一种异常的局限性皮肤隆起，颜色可以是黄色、橘黄色或棕红色，呈结节、斑块及

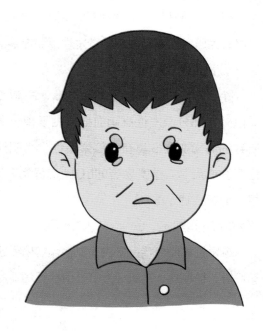

丘疹样形状，质地一般柔软，最为常见的是眼睑周围的黄色素瘤。

5. 哪些人合并高脂血症需要特别注意？

血脂异常的患者如果合并高血压（血压≥140/90mmHg或已经接受降压药治疗）、吸烟、肥胖（BMI≥28kg/m²或者男性腰围≥90cm、女性腰围≥85cm）、糖尿病、糖耐量异常、早发缺血性心血管疾病家族史（一级男性亲属发病时＜55岁或者一级女性亲属＜65岁）、大龄（男性≥45岁，女性≥55岁）、代谢综合征、睡眠呼吸暂停综合征（打鼾严重）等相应情况需要特别注意。

6. 高脂血症如何导致动脉粥样硬化？

大量科学研究及流行病学调查证明，血浆低密度脂蛋白（LDL）、极低密度脂蛋白（VLDL）水平的持续升高和高密度脂蛋白（HDL）水平降低与动脉粥样硬化发病率呈正相关。富含甘油三酯（TG）的脂蛋白参与动脉粥样硬化形成。

血浆低密度脂蛋白被动脉壁细胞氧化修饰后即氧化低密度脂蛋白（OX-LDL）促进粥样斑块的形成。其主要机制是：OX-LDL趋化单核细胞聚积内皮下，并对内皮细胞有细胞毒性作用，引起内皮细胞损伤，还能抑制内皮细胞对血管平滑肌张力的调节；OX-LDL刺激血管壁细胞表达血小板源性生长因子、白细胞介素-1等，促进平滑肌细胞增生并迁移至内皮下；正常LDL受体不能识别OX-LDL，从而不能被巨噬细胞吞灭活。

近年来的研究表明，小而密的LDL即sLDL，有更强的致动脉粥样硬化作用。sLDL颗粒小，不易被清除，易于通过内皮间隙而进入动脉壁，且sLDL更易于被氧化，或与蛋白多糖结合。氧化或与蛋白多糖结合的LDL可通过清道夫受体被巨噬细胞摄取。这样巨噬细胞变成泡沫细胞而导致动脉粥样硬化的斑块形成。

与LDL相反，HDL可通过逆向转运的机制清除动脉壁的胆固醇，阻止胆固醇在细胞内的堆积，从而阻止动脉粥样硬化的发生、发展。HDL还有抗氧化作用，能防止LDL氧化，并竞争性阻抑LDL与内皮细胞的受体结合而减少其摄取。所以，当高密度脂蛋白浓度降低时也可以引起动脉粥样硬化的发生。

7. 血管内的垃圾是什么？怎么清理？

肉眼看得到的血管内垃圾大多数情况下是血脂。当然，血液中有很多人体代谢的成分如血糖、过多的尿酸等，都可以被称为垃圾。这些垃圾在一定范围内是无害的，有些甚至有好的作用，但是一旦超过某个范围就成了"血管垃圾"了。有些患者常常追问：在医院抽血化验时，血液在试管内放置一会儿后表面会浮起一层乳白色的油脂，感觉是血液中漂浮着油，看得人心里发毛，这是什么原因呢？

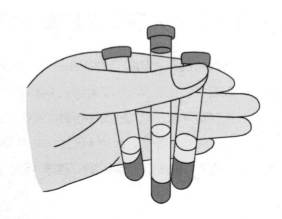

健康人采血后的血液试管静置一段时间后，会看到血液的上层有淡黄色的透明液体，称为"血清"。如果血液中含有乳糜微粒和极低密度脂蛋白过多，这一般意味着甘油三酯含量太高了（超过3.3mmol/L），这时装有血液的试管放置一段时间后就会发现血液上层出现一段乳白色的液体，称为"乳糜血"。也就是说，出现乳糜血的根本原因是血液中的甘油三酯含量太高了。

为什么会出现血液中飘着"油"的现象呢？主要有两个原因：其一，所采集的不是空腹12小时后的血液，或者抽血前一晚进食了大量脂肪类食物（如火锅、炖肉，甚至油条等）。一般来说，乳糜微粒在血液中存在的时间很短，空腹12小时后多数人血液中的乳糜微粒会被完全清除，所以严格空腹后采血不会看到乳糜血。倘若上一餐进食了大量脂肪类物质，空腹12小时后有可能仍然存在较多数量的乳糜微粒，故可能出现乳糜血。所以，我们在采血前一晚用餐时尽量不要进食太多油腻食物。其二，受不健康生活习惯与基因遗传因素影响，有些人血液中甘油三酯明显增高，即患有严重的高甘油三酯血症，这些人的血液标本常常会出现乳糜血。

对于这种垃圾，如果经过改善生活方式仍然不能使其改观，那就需要去医院就诊。可使用药物治疗，清理血脂这类血管内垃圾的药物主要针对"甘油三酯"和"低密度脂蛋白"。治疗高甘油三酯血症的药物有烟酸类和贝特类药物，治疗低密度脂蛋白的药物当属他汀类药物。

高血脂的预防

1. 血脂检查应该去哪个科室?

单纯做血脂的检查一般在内科就可以，但当发现化验结果异常时，很多人就不知道应该去哪个科室看病了，现在专门开设的高血脂门诊比较少，但因在临床上高血脂最主要的危害是对心血管的损害，所以心血管内科的医生对高血脂的研究最深入，因此到心内科看病是高血脂患者的首选。

对于有并发症的患者，应根据其并发症选择检查科室。如高血脂并发视力下降者，先到眼科做相关检查，排除眼部疾患，确定由高血脂引起视力下降后，再到心内科做对症治疗；高血脂并发黄色瘤者，宜到皮肤科和心内科，标本兼治；高血脂经常头晕者，宜选择神经内科和心内科；高血脂心绞痛者宜在心内科接受正规治疗。

表 3.1 血脂异常值分析参考表

测定项目	临床意义	毫摩尔 / 升 （mmol/L）	结果判定
总胆固醇 （TC）	代表血中所有的胆固醇，是冠心病的重要监测指标	<5.18	合适范围
		5.18～6.19	边缘升高
		≥6.20	升高
甘油三酯 （TG）	代表血中所有甘油三酯的含量	<1.70	合适范围
		1.70～2.25	边缘升高
		≥2.26	升高

（待续）

表 3.1（续）

低密度脂蛋白胆固醇（LDL-C）	是目前最重要的血脂指标	<3.37	合适范围
		3.37～4.12	边缘升高
		≥4.14	升高
高密度脂蛋白胆固醇（HDL-C）	是一项比较特殊的指标，它的升高有利于健康，而过低则会增加患心血管疾病的风险	<1.04	合适范围
		1.04～1.55	边缘升高
		≥1.55	升高

2. 什么是高血脂？

临床上会遇到很多高脂血症的患者，这些患者问得最多的问题就是："血脂高到什么程度才算是高血脂呢？"下图中的数据清晰地介绍了血脂的五类分层，其中理想水平为理想血脂。

表 3.2 中国心血管疾病一级预防人群血脂合适水平和异常分层标准 [mmol/L(mg/dL)]

分层	TC	LDL-C	HDL-C	non-HDL-C	TG
理想水平	—	<2.6（100）	—	<3.4（130）	0
合适水平	<5.2（200）	<3.4（130）	—	<4.1（160）	<1.7（150）
边缘升高	≥5.2（200）且<6.2（240）	≥3.4（130）且<4.1（160）	—	≥4.1（160）且<4.9（190）	≥1.7（150）且<2.3（200）
升高	≥6.2（240）	≥4.1（160）	—	≥4.9（190）	≥2.3（200）
降低	—	—	<1.0（40）	0	0

注：TC，总胆固醇；LDL-C，低密度脂蛋白胆固醇；HDL-C，高密度脂蛋白胆固醇；non-HDL-C，非高密度脂蛋白胆固醇；TG，甘油三酯。

《中国成人血脂异常防治指南（2016年修订版）》中首次提出了"血脂理想水平"这一概念。"血脂理想水平"的提出对医学专业人员和普通大众均有警示意义，即"合适水平"仅用于诊断。然而，即使不能诊断为"高脂血症"的个体也有其血脂"目标值"，即理想的LDL-C和non-HDL-C水平，若能维持"理想水平"，则能有效控制自身患心血管疾病的风险。

此外，《中国成人血脂异常防治指南（2016年修订版）》充分肯定了设定目标值，并对不同危险分层的人群分别设定首要靶点和次要靶点的目标值，其中，极高危人群目标值设定为LDL-C＜1.8mmol/L、non-HDL-C＜2.6mmol/L。

3. 不同人群如何监测血脂？

早期检出血脂异常的个体，监测其血脂水平变化，是有效实施心血管疾病防治措施的重要基础。我国绝大部分医疗机构均具有血脂检测条件，血脂异常患者检出和监测工作主要通过对医疗机构就诊人群进行常规血脂检测来开展。这些人群既包括已经患有心血管疾病的人群，也包括尚未患有心血管疾病的人群。健康体检是检出血脂异常的重要途径。

为了及时发现血脂异常，建议20～40岁成年人至少每5年测量1次血脂（包括TC、LDL-C、HDL-C和TG），建议40岁以上男性和绝经期后女性每年检测血脂，心血管疾病患者及高危人群应每3～6个月测定1次血脂。因心血管疾病住院的患者应在入院时或入院后24小时内检测血脂。

4. 高脂血症患者如何复查？

非药物治疗而仅改善生活方式的高脂血症患者，开始3～6个月应复查血脂，如血脂控制达到目标值，可继续非药物治疗，但仍须每6个月至1年复查1次，长期达标者可每年复查1次血脂。

服用调脂药物患者，需要进行更严密的血脂监测。首次服用调脂药者，应在用药6周内复查血脂、转氨酶和肌酸激酶。如血脂能达到目标值，且无药物不良反应，逐步改为每6～12个月复查1次；如血脂未达标且无药物不良反应者，每3个月监测1次。如治疗3～6个月后，血脂仍未达到目标值，则需调整调脂药剂量或种类，或联合应用不同作用机制的调脂药进行治疗。每当调整调脂药种类或剂量时，都应在治疗6周内复查。

高血脂的用药治疗

1. 高脂血症有哪些治疗方式?

高脂血症的治疗,首先应用非药物干预措施,也就是改善生活方式,包括治疗性饮食、减轻体重、减少饮酒、戒烈性酒等。血脂水平明显受饮食及生活方式的影响,饮食治疗和生活方式改善是治疗血脂异常的基础措施。无论是否进行药物调脂治疗,都必须坚持控制饮食和改善生活方式。良好的生活方式包括坚持健康饮食、规律运动、远离烟草和保持理想体重。生活方式干预是一种性价比最佳的治疗措施。

其次是药物治疗。他汀类药物是药物治疗血脂异常的基石,推荐将中等强度的他汀类药物作为我国血脂异常人群的常用药物。他汀不耐受或胆固醇水平不达标者或严重混合型高脂血症者应考虑调脂药物的联合应用,注意观察调脂药物的不良反应。

再次是近些年兴起的脂蛋白血浆置换疗法。这种治疗方法可使LDL-C水平降低55%～70%,长期治疗可消退皮肤黄色瘤,最佳的治疗频率是每周1次,但现在多采用每2周进行1次的方法。这种治疗方法价格昂贵,耗时长,存在感染风险,副作用包

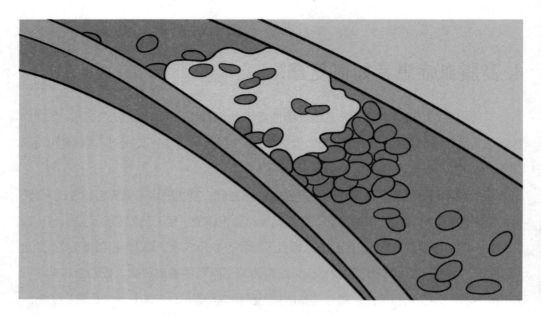

括低血压、腹痛、恶心、低钙血症、缺铁性贫血和过敏性反应，但随着科技与材料的发展，相关副作用发生率已明显降低。

2. 高脂血症可以选择哪些调脂药物？

（1）降低胆固醇的药物主要包括胆酸螯合剂、胆固醇吸收抑制剂、中成药、他汀类药物、普罗布考等。

胆酸螯合剂

胆酸螯合剂为碱性阴离子交换树脂，可阻断肠道内胆汁酸中胆固醇的重吸收。临床用法为考来烯胺每次5g，3次/天；考来替泊每次5g，3次/天；考来维仑每次1.875g，2次/天。与他汀类药物联用，可提高调脂疗效。

胆固醇吸收抑制剂

胆固醇吸收抑制剂的代表药物依折麦布，能有效抑制肠道内胆固醇的吸收。权威研究表明，冠心病患者在服用辛伐他汀的基础上加用依折麦布能进一步降低患心血管疾病的风险。依折麦布的推荐剂量为10mg/d，其安全性和耐受性良好，不良反应轻微，主要表现为头痛和消化道症状。

中成药

纳入调脂指南的中成药主要有血脂康和脂必泰。血脂康胶囊虽归入调脂中药，但其调脂机制与他汀类药物类似，由特制红曲加入稻米经生物发酵精制而成，主要成分为13种天然复合他汀，系无晶型结构的洛伐他汀及其同类物。常用剂量为0.6g，2次/天。

脂必泰是一种红曲与中药（山楂、泽泻、白术）组成的复合制剂。常用剂量为每次0.24～0.48g，2次/天，具有轻中度降低胆固醇的作用。

他汀类药物

他汀类药物是目前降脂药物中应用最多的方案，它选择性地竞争抑制HMG-COA还原酶（合成胆固醇的主要物质），从而降低胆固醇，并且降低胆固醇的作用显著。他汀类药物适用于高胆固醇血症、混合性高脂血症和心血管疾病患者。目前国内临床上使用阿托伐他汀、辛伐他汀、氟伐他汀和瑞舒伐他汀等。

普罗布考

普罗布考抗氧化作用强，可阻断脂质过氧化，减缓动脉粥样硬化病变的一系列过程。普罗布考常用剂量为每次0.5g，2次/天。主要适用于高胆固醇血症，尤其是家族性高胆固醇血症及黄色瘤患者。

（2）降低甘油三酯的药物主要有3种，分别为贝特类、高纯度鱼油制剂和烟酸类。

贝特类

贝特类通过激活过氧化物酶体增殖物激活受体，降低血清甘油三酯水平，升高高密度脂蛋白水平。代表药物有苯扎贝特、非洛贝特等。常见不良反应与他汀类药物类似，包括肝脏、肌肉、肾毒性等。

高纯度鱼油制剂

鱼油主要成分为n-3脂肪酸，即ω-3脂肪酸。可以促进中性或酸性胆固醇排除，抑制肝内脂质及脂蛋白合成，从而降低胆固醇及甘油三酯。常用剂量为每次0.5~1.0g，3次/天，主要用于治疗高甘油三酯血症。

烟酸类

烟酸也称为"维生素B_3"，属人体必需维生素。大剂量使用时具有降低总胆固醇、极低密度脂蛋白、甘油三酯及升高高密度脂蛋白的作用。烟酸有普通和缓释两种剂型，以缓释剂型更为常用。缓释片常用量为每次1~2g，1次/天。最常见的不良反应是颜面潮红，肝脏损害、高尿酸血症、高血糖、慢性活动性肝病、活动性消化性溃疡和严重痛风者禁用。

（3）最新、最强力的一类新型降脂药物——PCSK9抑制剂，全称为前蛋白转化酶枯草杆菌蛋白酶9抑制剂，与上述化学合成或提取的降脂药物相比，本类药物是以现代基因工程为手段的单克隆抗体药物。它具有作用位点精确、作用强、副作用少的优点，它可以阻断PCSK9与肝细胞表面LDL抗体的结合，从而增进LDL-C的摄取和清除，降低血浆内LDL-C的水平。当前我国有两种进口的PCSK9抑制剂，一种是美国安进公司的依洛尤单抗，另一种是法国赛诺菲公司的阿利西尤单抗，只要2周或1个月注射1次，即可将胆固醇中的LDL-C降低50%~70%。可以毫不夸张地说，PCSK9是高血脂的终结者。其唯一的缺点是价格昂贵，严重阻碍了此类药物的广泛使用。

3. 他汀类药物的选用

他汀类药物是20世纪诞生的最伟大的药物之一，和阿司匹林一样，它的广泛使用使心血管疾病的病死率明显下降，同时奠定了其在动脉粥样硬化性疾病防治中的基石地位。随着时间的推移，他汀类药物在多种疾病中广泛应用，应用范围不断扩大。另一方面，他汀类药物对肝脏、肌肉、肾脏等器官的不良影响不断引起人们的关注。尤其是在冠心病领域，一些本该强化他汀类药物治疗的患者因为惧怕他汀类药物带来的副作用而不适当地减药、停药。

自从1987年第一个他汀类药物洛伐他汀应用临床以来，人们即发现仅仅有极少部分（<2%）患者使用他汀类药物后肝酶增高，但仅仅是化验值异常，并没有明显的临床症状，因使用他汀类药物而引起的肝衰竭实属罕见。一般使用标准剂量他汀类药物（辛伐他汀20mg，普伐他汀40mg，阿托伐他汀20mg，瑞舒伐他汀10mg）不会引起肝酶异常，即使极少数患者肝酶升高，停药或减药后升高的肝酶也会在一个月内恢复正常。

由于他汀类药物需要经肝脏代谢分解，因此有一定的肝脏副作用的风险，药物说明书和各类指南一般都要求患者定期检测肝脏功能。使用他汀类药物期间要检查肝酶和肌酸激酶。无症状肝酶升高只要小于正常上限的3倍，一般不影响药物正常使用；超过正常上限3倍以上建议停药，待肝功能恢复正常后再小剂量使用或换用其他他汀类药物。

另有一些研究认为，使用他汀类药物是否存在肝毒性有可能归因于血脂降低后的肝脏反应，因为其他能够降低血脂的药物，如贝特类、烟酸类药物都能引起此反应。

美国FDA指出，尽管他汀类药物引起的严重肝脏损伤极小，但若患者服用他汀类药物后出现不正常的疲劳、乏力、上腹痛等不适症状一定要及时就医。如果证实肝酶升高超过上限3倍，建议停药。

综上所述，目前认为大多数人对他汀类药物的耐受性较好，副作用通常较轻，肝脏损伤少见（<2%），严重肝损伤更罕见。无肝酶异常病史的患者可以安全地使用他汀类药物，过度的担心大可不必。

4. 他汀类药物的不良反应及处理策略

他汀类药物的疗效和安全性已经得到充分的论证，现已成为动脉粥样硬化性疾病一级预防和二级预防的基石。然而，任何药物的治疗过程中都可能发生不良反应。一般来讲，他汀类药物的不良反应主要包括四类，即肝脏、肌肉、肾脏及糖代谢的不良反应。

肝脏的不良反应

由于他汀类药物需要经过肝脏代谢分解，服用他汀类药物的过程中极少数患者可能会出现血清丙氨酸氨基转移酶、天冬氨酸氨基转移酶升高。一般认为，单纯肝脏转氨酶轻度升高不是肝脏损伤的特异性指标，但是若同时出现乳酸脱氢酶或胆红素升高甚至凝血异常，则提示肝脏发生器质性损害。

他汀类药物治疗过程中若出现肝酶轻度升高，且患者无相关临床表现及肝脏损害的其他证据，无须减量或停药，注意4周后重新监测肝功能。半数以上的患者无须特殊处理，其肝酶就可以逐渐恢复正常。若肝酶升高3倍以上或出现了肝脏损害的表现，则需考虑减少用量或停药。

肌肉的不良反应

由于他汀类药物可能会影响肌肉细胞中的蛋白质合成，它引起的肌肉损害是临床上值得关注的一类不良反应。表现为肌痛——骨骼肌酸痛及疼痛，但肌酸激酶正常；肌炎——有肌肉症状并伴肌酸激酶升高；横纹肌溶解——有肌肉症状并伴肌酸激酶严重升高。

可以根据以下原则防范与处理肌肉不良反应。若患者主诉有肌肉症状，应及时监测肌酸激酶并与治疗前相比较；若患者有肌肉症状，伴或不伴肌酸激酶升高，应排除常见原因，如剧烈运动、重体力劳动；若患者有肌肉症状，肌酸激酶不升高或轻中度升高，应密切监测直至排除药物作用影响的可能性。

肾脏的不良反应

虽然近年来有报道显示，使用他汀类药物治疗高脂血症可能导致肾脏损害，多为大剂量他汀类药物治疗过程中可能会出现轻度蛋白尿，且多为一过性，与肾功能损伤无关，这可能与他汀类药物可以减少肾小管对白蛋白的重吸收相关，因此大家不必过分担心。更有研究显示，慢性肾脏病患者应用他汀类药物可能延缓肾功能病变的恶化。

临床上对某些患者服用他汀类药物不耐受的情况，提出以下处理意见：更换另外一种他汀类药物，减少他汀类药物用量或者改为隔日1次，换用其他种类药物（如依折麦布）。同时进一步强化生活方式干预。

糖代谢的不良反应

有研究显示，长期应用他汀类药物可能会增加新发糖尿病的风险，但比例仍极小。经研究发现，每年每1000个人中将有1例糖尿病患者。其具体原因仍不详。应该指出的是，对于确诊动脉粥样硬化性疾病的患者应用他汀类药物的获益是肯定的，其降低心血管疾病发病率、改善远期预后的有益作用远远超过增加糖代谢异常的不利影响，因而不应该对这一不良反应过分担忧。对于必须服用他汀类药物的患者也可以通过改善生活方式和运动来抵消新发糖尿病的风险。

总之，在动脉粥样硬化性疾病的一级预防和二级预防中，他汀类药物的临床地位无可取代。只要合理应用并注意规避风险，其获益远远大于不良反应。

5. 口服他汀类药物的患者需要关注自身免疫性肌病

最近研究发现，他汀类药物具有多效性，能通过减轻全身炎症反应、改善内皮功能和降低血小板高反应性而使绝大多数使用者获益。他汀类药物常见的副作用有肌肉疼痛、乏力等，但是患者一般能够耐受；在减用、停用或者换用其他药物后能够缓解。只有一小部分患者会出现他汀类药物相关的自身免疫性肌病，表现为持续的肌肉疼痛而且伴有明显的肌酸激酶水平升高，肌肉活组织检查可见肌纤维的坏死和再生，以及检测出HMGCR抗体阳性，其中大约0.02%的患者会发生横纹肌溶解。和大多数患者相比，这

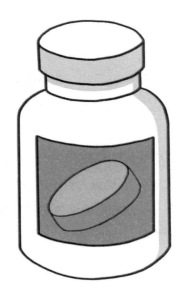

类患者在停用他汀类药物后仍然可以有持续进展的肌痛、乏力等症状及肌酸激酶水平的进一步升高，需要联合使用免疫抑制剂等药物进行治疗。

与他汀类药物相关的自身免疫性肌病是坏死性自身免疫肌病的一种，目前认为主要是由他汀类药物的使用、基因、自身免疫因素等综合作用引起。他汀类药物相关的自身免疫性肌病是由于他汀类药物的使用、个体遗传易感性而出现的以进行性肌肉疼痛、肌酸激酶升高、肌力下降及抗HMGCR自身抗体阳性为特征的一类坏死性自身免疫性肌病；持续进展者可以严重影响患者的生命质量，甚至危及生命。但对于绝大多数人来说，服用他汀类药物是安全有效的，其常见副作用是可以接受的。只有极少数患者出现肌痛持续进展及肌酐水平显著升高，出现这种情况才考虑他汀类药物诱发的自身免疫性肌病，进一步行抗HMGCR自身抗体监测非常有必要，一旦确诊后需要在停用他汀类药物的同时使用免疫抑制剂进行治疗。值得庆幸的是，多数患者经治疗后肌力显著改善，总体预后乐观。

6. 发现颈动脉斑块，什么时候需要口服他汀类药物治疗？

随着社会的进步，现在越来越多的体检套餐都包括颈动脉彩超，越来越多的人做过颈动脉彩超，其中不少人发现了颈动脉存在斑块。医生在每天的临床工作中也经常遇到患者拿着颈动脉彩超报告就诊，咨询是否需要吃他汀类药物。发现颈动脉斑块什么时候开始使用他汀类药物进行治疗呢？口服他汀类药物把低密度脂蛋白控制在多少算达标呢？

若颈动脉彩超提示斑块已经明显增大，造成颈动脉狭窄≥50%，其处理原则与确诊冠心病或缺血性卒中相同，应立即接受他汀类药物治疗，将LDL-C控制在1.8mmol/L以下。在没有阿司匹林禁忌证的情况下，大多数患者还应考虑接受阿司匹林抗血小板凝集治疗。

其实，颈动脉彩超只是发现了有斑块存在，而未发现明显狭窄（狭窄程度＜50%），这时需要评估患者是否存在心血管疾病或其他心血管疾病危险因素，即以下几种情况。

1 已确诊患冠心病或缺血性卒中者，无论颈动脉有无明显狭窄均应立即接受他汀类药物治疗，将LDL-C控制在1.8mmol/L以下。

2 无冠心病和缺血性卒中，但患有糖尿病并伴高血压者，应服用他汀类药物，将LDL-C控制在1.8mmol/L以下。

3 年龄≥40岁的糖尿病患者，且LDL-C＞2.6mmol/L，需要接受他汀类药物治疗，将LDL-C控制在2.6mmol/L以下。

4 慢性肾病（Ⅲ期或Ⅳ期）患者且LDL-C＞2.6mmol/L，需要接受他汀类药物治疗，将LDL-C控制在2.6mmol/L以下。

5 高血压患者或存在其他危险因素（吸烟、肥胖、家族有早发心血管疾病家族史、男性年龄>45岁、女性年龄>55岁）者且LDL-C＞3.4mmol/L，建议应用他汀类药物治疗，将LDL-C降至＜3.4mmol/L。

 小贴士

　　部分患者咨询他汀类药物需要吃多长时间，面对这个问题，笔者建议只要没有严重不良反应，所有心血管粥样硬化性疾病患者均应长期服用他汀类药物治疗，使LDL-C控制在目标值之内。

7. 发现颈动脉斑块，什么时候需要口服阿司匹林治疗？

颈动脉发现斑块，什么时候开始使用阿司匹林进行治疗呢？是不是所有发现存在颈动脉斑块的患者都需要口服阿司匹林呢？

如果只是颈动脉彩超发现了斑块存在，而未发现明显狭窄（狭窄<50%），这种情况合并以下危险因素中的3项可以开始口服阿司匹林：高血压；糖尿病；高脂血症；吸烟；男性≥45岁，女性已经绝经；早发缺血性心血管疾病家族史（一级男性亲属发病年龄<55岁或一级女性亲属发病年龄<65岁）；肥胖（BMI≥28）；低HDL-C血症（HDL-C<1.04mmol/L）等。

如果已经发现颈动脉斑块，同时存在以上8项危险因素中的3项及以上，那么就该服用阿司匹林了。若颈动脉彩超提示斑块已经明显增大，导致了颈动脉狭窄≥50%，其处理原则与确诊冠心病或缺血性卒中相同，在没有阿司匹林禁忌证的情况下，大多数患者还应考虑接受服用阿司匹林进行治疗。

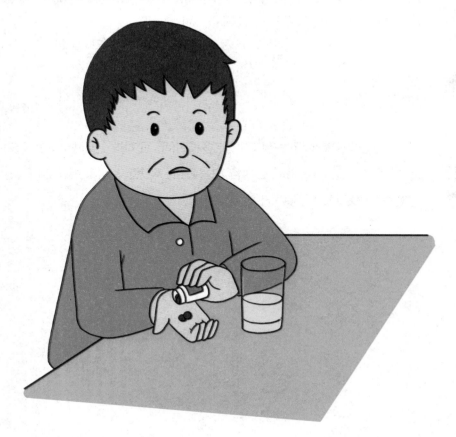

8. 互动问答

心血管疾病尤其是冠心病患者，复诊时提出：血脂检查很正常，各项都在正常范围以内，还需要继续口服他汀类药物吗？

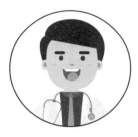

心血管疾病患者尤其是冠心病患者只要没有禁忌证，均应长期服用他汀类药物。众所周知，发生冠心病（包括心肌梗死）和脑梗死的根本原因是动脉粥样硬化斑块形成，而胆固醇是形成动脉粥样硬化斑块的主要原料。胆固醇不适当堆积形成了动脉粥样硬化斑块，动脉粥样硬化斑块又导致了心肌梗死和脑梗死。

他汀类药物可以显著降低低密度脂蛋白胆固醇水平，预防新发斑块的同时可以进一步避免已有的动脉斑块增长。与此同时，他汀类药物还能使动脉斑块变得更稳定，不易破裂，即把软斑块变为硬斑块。临床上斑块破裂是发生急性心肌梗死和脑梗死的主要原因，斑块稳定后能大幅降低心肌梗死和脑梗死的发生率。因而对于已经发生冠心病和急性脑梗死的患者，长期服用他汀类药物非常重要。这些患者不仅需要服药，还要注意监测治疗效果，其中最主要的疗效监测指标就是低密度脂蛋白。大多数心血管疾病患者低密度脂蛋白需要降低到1.8mmol/L甚至1.4mmol/L以下，切记不要自行停药。

问

部分患者有疑问：我的低密度脂蛋白已经低于1.8mmol/L了，那可以停药了吗？

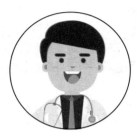

答

多项大型实验已经证实，无论基线低密度脂蛋白水平如何，其水平每降低1mmol/L，心血管疾病的发生率降低约20%。当低密度脂蛋白水平低于1.8mmol/L时，上述结论依然成立。因此，即便冠心病患者低密度脂蛋白水平已经低于目标值，仍应接受他汀类药物的治疗。但这些患者可以考虑选用强度较低的他汀类药物，例如阿托伐他汀10mg或相似强度的其他药物。其实，目前所界定的目标值都出自后工业时代，可能大大高于人类正常生理活动所必需的血脂水平，也就是说现今LDL-C可以降到多低，是否存在获益下限尚无结论。被医疗界普遍接受的一种说法是，人体LDL-C只要在婴儿水平，即>0.8mmol/L，即可以满足正常成人的生理所需。LDL-C在0.8mmol/L是安全的，所以冠心病患者低于1.8mmol/L时，仍需继续服用他汀类药物。

问

是不是所有中老年人发现血脂升高都要服用他汀类药物？

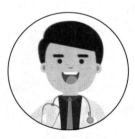

答

中老年人发现血脂升高，尤其是低密度脂蛋白升高后需要综合评价其具体心血管疾病风险，做到具体情况具体分析，不是所有人都必须口服他汀类药物，有些人经过生活方式的改变可以使血脂化验指标恢复正常。他汀类药物的不良反应多见于有易感因素的人群，如高龄、女性、低体重、慢性肝功能或肾功能不全等，相关个体应格外留意。总之，建议正规就诊，听从医生的建议。

问

糖尿病患者甘油三酯升高应该如何用药？有哪些注意事项？

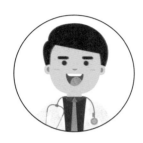

答

　　一项针对我国2万余人的调查显示，56%的糖尿病患者同时患有高甘油三酯血症，可能的原因是高甘油三酯血症可导致炎症反应，而炎症反应可以增加糖尿病的发生率。应用非诺贝特等贝特类药物单药或联合他汀类药物治疗，可有助于降低大血管或微血管疾病的发生率，这是有实验数据支持的。但联合应用贝特类与他汀类药物时，二者的剂量均不宜过高，采取早晨服用贝特类药物、晚上服用他汀类药物的方式较好，这样才能有效避开两种药物的血药浓度峰值。治疗时需密切监测可能发生的不良反应，尤其是肝酶的升高。

问

对于改善生活方式后甘油三酯仍然升高的患者应该如何治疗？有哪些药物可以使用？

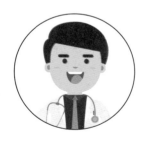

答

　　对于心血管疾病患者及其高危人群，经过3个月生活方式改善后若TG≥2.26mmol/L，可以考虑启动药物治疗。选择何种调脂药物需根据患者LDL-C是否达标决定：LDL-C未达标者首选他汀类药物治疗（如立普妥等），LDL-C已达标者首选贝特类药物（如力平之等）、烟酸或ω-3脂肪酸治疗。对于未患心血管疾病的低危人群，经过3个月生活方式改善后，若TG≥5.6mmol/L时，可以选用降甘油三酯药物；若TG在2.26~5.6mmol/L，可以继续观察。

是不是一旦甘油三酯升高就应该吃降低血脂的药物？

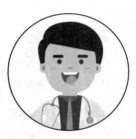

对于由明确的原因，如酗酒、肥胖、糖尿病、药物、甲状腺功能减退、肾上腺皮质功能亢进等所致继发性高甘油三酯血症的患者，应首先针对具体病因进行治疗。生活方式的改善对于降低甘油三酯水平至关重要。

高甘油三酯血症患者的治疗策略主要取决于患者TG升高的程度和心血管整体危险水平。甘油三酯轻中度升高（2.26～5.64mmol/L）时LDL-C达标仍为主要目标。甘油三酯严重升高时（≥5.65mmol/L）应立即启用降低甘油三酯的药物进行治疗，原因是高甘油三酯血症除了增加患心脑血管疾病的风险，更重要的是过高的甘油三酯可以诱发急性胰腺炎，从而危及生命。

高血脂患者的日常生活保健

1. 为什么会患高脂血症?

血脂代谢紊乱是动脉粥样硬化最重要的危险因素,血清总胆固醇、甘油三酯、低密度脂蛋白胆固醇水平的升高及高密度脂蛋白胆固醇水平的降低被认为与冠心病及缺血性脑卒中风险相关。

脂类是脂肪及类脂的总称,脂肪称为甘油三酯,而类脂包括胆固醇及其酯、磷脂、糖脂等。脂肪来源于烹调用油脂和食物本身所含的油脂,食用油含约100%的脂肪,含脂肪丰富的食品为动物性食物和坚果类。

含胆固醇较高的食物有畜类内脏、禽类内脏、蛋黄、奶酪等,而且这些食物的脂肪含量也高。成年人每日摄入的胆固醇若多增加100mg,男性血液胆固醇水平将升高0.038mmol/L,而女性升高0.073mmol/L。

研究发现,膳食中脂肪的数量和类型比胆固醇本身的数量更能影响血胆固醇水平。其一,来源于动物或植物中过多的总脂或过多的饱和脂肪可刺激机体代谢产生超出需要的胆固醇;其二,膳食中的不饱和脂肪能降低血胆固醇水平。饱和脂肪酸摄入量过高可导致血总胆固醇、低密度脂蛋白升高,继而引起动脉粥样硬化,增加个体患心血管疾病的风险。而且进食饱和脂肪的同时也摄入了较多的胆固醇,进一步升高了心血管疾病的患病风险。

依据膳食中脂肪与胆固醇的效应,可以将对敏感人群具有潜在升高血总胆固醇水平作用的食物分为两种类型:一类是含饱和脂肪比例高的食物,如黄油、肥肉、全脂奶制品、可可果和固态食用油,它们能刺激机体代谢产生更多的胆固醇;另一类是含高胆固醇的食物(它们通常含有大量的饱和脂肪),当超出机体调节能力时亦能增加血胆固醇水平,如蛋黄、肥肉(特别是内脏)、海鲜、全脂奶制品、黄油、一些方便食品、猪油等。

依照我国传统的饮食习惯,日常生活中我们并不经常或大量食用上述含有脂肪或胆固醇较高的食物。但近年来,随着生活水平的提高,脂肪与胆固醇的摄入量较以前明显增加,由此而带来的高脂血症发病率明显升高。

2. 反式脂肪酸是什么？

在各种聚会中，美食是不可或缺的必备项目，比如蛋糕、饼干、面包、沙拉酱、炸薯片、爆米花、冰激凌、奶茶等，一切你想到和想不到的零食中都会含有一定量的反式脂肪酸。众所周知，反式脂肪酸会增加心血管疾病的发病率，那么反式脂肪酸到底是什么呢？

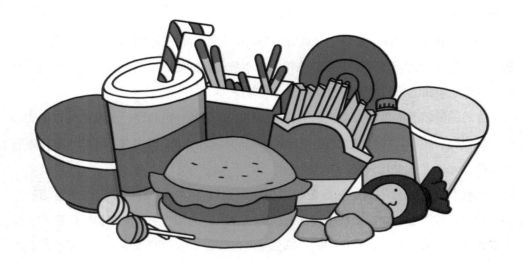

人类使用的反式脂肪酸主要来自经过部分氢化的植物油，氢化是20世纪初发明的食品工业技术，食用油的氢化处理是由德国化学家威廉·诺曼发明并于1902年取得专利的。氢化植物油与普通植物油相比更加稳定，呈固体状态，可以使食品外观更好看，口感更松软，与动物油相比价格低廉，上架时间长，而且在20世纪早期人们普遍认为植物油比动物油更加健康，于是得到广泛应用。

但越来越多的研究发现，反式脂肪酸会增加心血管疾病的发病率，因此欧美国家已经开始限制其使用。我国《中国居民膳食指南（2008年）》就建议大家远离反式脂肪酸。

作为普通个体，建议大家远离含有反式脂肪酸的食物，尽量食用原生态食物，少食用含添加剂的食物。

3. 为什么地中海饮食对心血管比较好？

地中海饮食并非一种单一的饮食模式，而是泛指希腊、西班牙和意大利南部等处于地中海沿岸的南欧各国的一种饮食风格，很难给予准确的定义，其共同特点包括：足够的水果和蔬菜、各种坚果（尤其是核桃）、五谷杂粮、富含脂肪的鱼类（凤尾鱼、沙丁鱼等）、橄榄油、奶制品、鸡蛋和少量家禽肉、极少红肉、少量红酒。此类饮食富含不饱和脂肪酸，但饱和脂肪酸含量低。

多项研究表明，长期食用中海饮食有助于降低总的死亡风险、心血管疾病发病率、肿瘤发病率及帕金森病发病风险，尤其是对心血管疾病的益处越来越受到关注，使得传统低脂饮食观念受到挑战。

很多研究表明，地中海饮食的益处多来自额外增加的食物，即橄榄油和坚果。随访发现，地中海饮食在降低心血管疾病发病率的同时还降低了全因死亡率。从现有证据来看，地中海饮食的确是改善了心血管的状态。

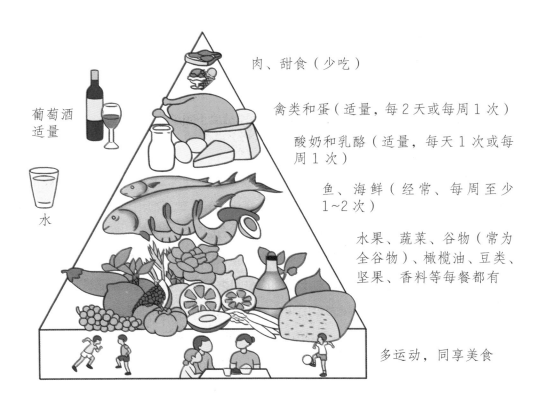

葡萄酒适量

水

肉、甜食（少吃）

禽类和蛋（适量，每2天或每周1次）

酸奶和乳酪（适量，每天1次或每周1次）

鱼、海鲜（经常、每周至少1~2次）

水果、蔬菜、谷物（常为全谷物）、橄榄油、豆类、坚果、香料等每餐都有

多运动，同享美食

地中海饮食在改善心血管疾病方面的确起到了有益的作用，但是凡事要有度，不建议大家大量摄入橄榄油及坚果类食物。

4. 橄榄油可以多吃吗？

橄榄油是由新鲜的油橄榄果实直接冷榨而成的，不经过加热和化学处理，保留了天然营养成分。橄榄油是迄今所发现的油脂中最适合人体营养需求的油脂，同时，橄榄油作为地中海饮食的一部分、作为一种具有保健作用的食用油而备受推崇。

初榨橄榄油或称为"天然橄榄油"，是直接从新鲜的橄榄果实中采取机械冷榨、过滤等处理除去异物后得到的油脂。

根据酸度的不同，橄榄油可分为三个级别。

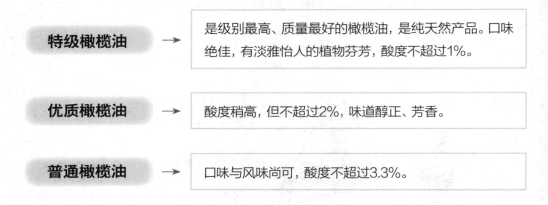

特级橄榄油 → 是级别最高、质量最好的橄榄油，是纯天然产品。口味绝佳，有淡雅怡人的植物芬芳，酸度不超过1%。

优质橄榄油 → 酸度稍高，但不超过2%，味道醇正、芳香。

普通橄榄油 → 口味与风味尚可，酸度不超过3.3%。

橄榄油的突出特点是含有丰富的单不饱和脂肪酸——油酸，还有维生素A、B族维生素、维生素D、维生素E、维生素K、抗氧化物等。单不饱和脂肪酸除能供给人体热能外，还可以调整人体血浆中高、低密度脂蛋白胆固醇的比例，增加人体内的高密度脂蛋白HDL（好胆固醇）水平，降低低密度脂蛋白LDL（坏胆固醇）水平，从而可防止人体内胆固醇过量。因此，对于习惯摄食肉类食物而导致饱和脂肪酸与胆固醇摄入过多的人群，选择橄榄油作为食用油，便能有效地发挥其降血脂的功能，同时橄榄油中ω-3脂肪酸的含量较高，可以防止发生高脂血症、脂肪肝并保护心脏，有助于减少高血压、冠心病、脑中风等疾病的发生风险。所以橄榄油相对于动物油及其他植物油，的确具有一些优势。

然而有人认为，橄榄油有保健作用，于是就错误地认为可以多吃。橄榄油毕竟是油，含有很高的热量，摄入过多同样会导致肥胖。肥胖者容易伴发高血压、高脂血症、糖尿病、冠心病、脑血管病等，控制体重是保持心血管健康的重要措施之一。因此，即便橄榄油有一些优势，也不能过多食用。建议成年人每天食用量以25~30g为宜。

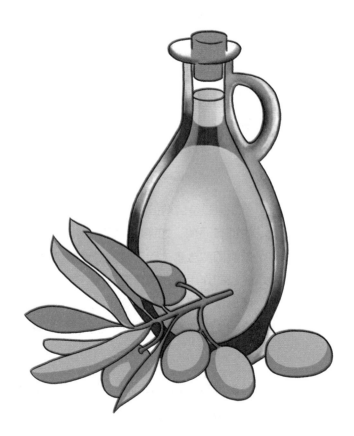

5. 几种常见保健品如何评价？

在长期的临床工作中常常遇到心血管疾病患者咨询服用保健品是否有用的问题。首先要明确保健品的概念：保健品是一类特殊用品，它有特定的调理生理的功能，但毕竟不是药品，对治疗疾病效果不大。以下为大家讲解生活中常见的几类保健品的功能。

维生素 E → 维生素E具有抗动脉粥样硬化的作用，可以延缓动脉粥样硬化的发生，抑制血小板聚集及炎症因子的表达。

维生素 C → 维生素C是水溶性维生素，它是细胞外液的主要抗氧化剂。它能有效地防止低密度脂蛋白氧化，延缓动脉粥样硬化的进展。

维生素 D → 维生素D是目前被高度关注的一种维生素，很多药品中都有添加，如钙尔奇等药物。活性维生素D是一种前类固醇激素，除了经典的调节钙磷代谢、促进骨骼生长的作用，还有广泛作用，如抑制细胞生长、促进胰岛素分泌、激活免疫功能等。而且越来越多的研究表明，维生素D对于心血管疾病的发病有抑制作用。

叶酸 → 目前同型半胱氨酸血症已经成为冠心病发生、发展的独立危险因素，尤其在我国，这种现象更加严重。叶酸、维生素B_6和维生素B_{12}参与同型半胱氨酸的代谢过程，有助于降低同型半胱氨酸。叶酸具有降低卒中发生率的作用已经得到证实，同时有研究表明，叶酸的这种作用可以降低冠心病的发生率，延缓动脉粥样硬化的发生。

鱼油 →

鱼油制剂中含有丰富的ω-3多价不饱和脂肪酸，如二十碳五烯酸、二十二碳六烯酸等，实验表明，无论是从食物中还是保健品中摄入鱼油都有助于心脏健康。可以肯定鱼油有降低甘油三酯的作用，近期的一些研究还表明，鱼油可以有效降低血压、对抗心律失常、延缓动脉粥样硬化。鱼油中的ω-3多价不饱和脂肪酸可以对心脏病的治疗和预防起到积极作用。一些心血管疾病患者可以考虑每天摄取1gω-3脂肪酸作为补充剂。

虽然一些研究对以上保健品都提出了有益的指向性建议，不过还是提醒大家保健品不是药物，也不能替代药物。希望大家使用保健品时做到不盲目跟从，不盲目夸大保健品的有益作用。

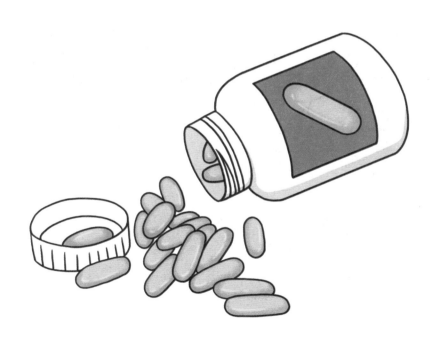

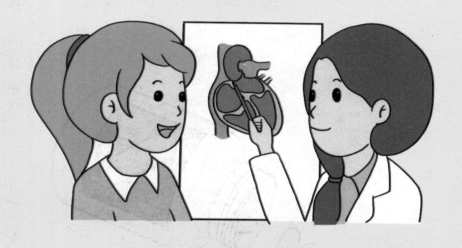

第四章

人类的"第一杀手"
——冠心病

冠心病是冠状动脉血管发生动脉粥样硬化病变而引起的心脏病，其全称为"冠状动脉粥样硬化性心脏病"，主要分为 5 大类，分别是无症状心肌缺血、缺血性心肌病、心肌梗死、心绞痛和猝死。

引起冠心病的危险因素有许多，一旦患上冠心病将严重影响我们的正常生活，因此了解冠心病，做到有效预防和治疗疾病是当务之急。

初步认识冠心病

1. 什么是冠状动脉？

　　人体所有器官都需要动脉系统的血液供应，心脏也不例外，负责心脏供应的动脉系统称为"冠状动脉"。为什么叫"冠状动脉"呢？原来心脏就像一个倒置的圆锥体处于人体的左胸腔内，而供应心脏氧气的动脉就像一顶帽子一样戴在心脏的头上，中国古代把帽子称为"冠"，因此心脏的动脉系统称为"冠状动脉"。冠状动脉发自于主动脉根部，发出后分为左、右两支，负责心脏血液供应。解剖分型被分为"左优势型""右优势型""均衡型"。"左优势型"指左冠状动脉除发出后降支外，还发出分支供应右室膈面的一部分，约占6%；"右优势型"指右冠状动脉供应左室膈面的血流，约占65%；"均衡型"指两侧心室的隔面分别由本侧冠状动脉供血，约占29%。

　　血液经由左、右两条主要冠状动脉灌溉心肌细胞，达到营养心脏的功能。胆固醇、脂肪沉积在冠状动脉中形成粥样硬化斑块并不断增大，使冠状动脉腔内变得狭窄，这种情况称为"冠状动脉粥样硬化"。当这些粥样硬化斑块越来越大，会导致血管明显狭窄（≥50%），在患者剧烈活动、情绪波动等情况下诱发心绞痛。严重时斑

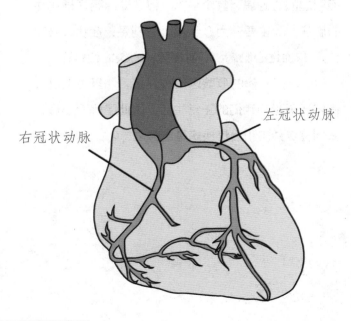

右冠状动脉　　　　　　　　　　　　　　左冠状动脉

块越来越大，发生破裂后就会激活内源性凝血系统从而形成血栓，将动脉完全阻塞起来，进而发生急性心肌梗死。在生理或心理感受压力时，心率会加快，需要更多的氧气及养分，这是冠状动脉在严重变窄或阻塞时所无法应对的一种状况，结果造成了冠状动脉供血不足，导致心绞痛或急性心肌梗死。

心绞痛和心肌梗死本质上都是"冠状动脉硬化性心脏病"，即冠心病。

2. 吸烟诱发心血管疾病的机制是什么？

吸烟影响动脉粥样硬化的形成过程，动脉粥样硬化斑块的大小与吸烟量有非常明显的量效关系，吸烟者的冠状动脉斑块比不吸烟者的斑块大1倍。相隔两年重复冠状动脉造影检查的结果提示，55%的吸烟者有新的病变，而不吸烟者只有20%的人出现新的病变。吸烟会促进血栓形成，由于戒烟后心血管疾病发生率下降很快，大约两年时间就有效果，所以推测这可能是吸烟引起心血管疾病的主要机制。吸烟可以导致动脉血管内皮功能紊乱、炎症反应加强、氧化应激加强、心肌能量代谢障碍等，吸烟与其他危险因素互相叠加，结果起到1+1＞2的作用，使心血管疾病的危险性明显升高。单独吸烟者与不吸烟者比较，患心血管疾病的危险性增加1.6倍；吸烟+高血压，患心血管疾病的危险性增加4.5倍；吸烟+高血压+高胆固醇血症，患心血管疾病的危险性增加16倍。

3. 为什么说得了糖尿病就是得了冠心病?

近年来对动脉粥样硬化的研究已进入细胞和分子水平，糖尿病作为动脉粥样硬化最为重要的危险因素也从细胞和分子水平上进行过探讨。

动脉粥样硬化的形成是一个非常复杂的过程。已知局部血流动力学改变，高切割力、分叉处和弯曲区均为病变始动和好发部位，血流减慢促使单核细胞、血小板在病变好发处蓄积。其他因素如血管内膜受损、内皮细胞转换加快、单核细胞内膜下聚集增多等均起作用，血管中层即平滑肌层的巨噬细胞可产生活性氧自由基，而且巨噬细胞可通过清道夫受体摄取氧化低密度脂蛋白，形成泡沫细胞，即含丰富脂质的巨噬细胞，而毒性低密度脂蛋白又可导致泡沫细胞坏死，产生细胞外脂质沉积。平滑肌细胞向内膜迁移增生，合成并分泌胶原、弹性纤维，组成纤维帽包绕脂池，形成典型的粥样斑块；同时，内皮细胞抗血栓能力降低，斑块破裂形成管壁血栓。此外，还有自身免疫性炎症反应，动脉外膜可有淋巴细胞浸润。

一半以上糖尿病患者并发高脂血症，低密度脂蛋白、极低密度脂蛋白、甘油三酯升高，这些变化使内皮细胞脂蛋白脂酶活性降低、内皮素分泌增加、内皮细胞基底膜

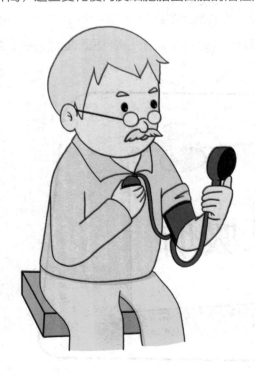

增厚、内皮细胞表面负电荷降低、通透性增强、低密度脂蛋白促进平滑肌细胞增生，加速动脉粥样硬化的形成。同时，糖尿病患者的大、中动脉中层纤维连接蛋白含量增加，连接蛋白使大、中动脉弹性蛋白脆性增强，类胰岛素生长因子可促进平滑肌细胞复制进而发生增生，从而加速动脉粥样硬化的发生。

2001年（美国）国家胆固醇教育计划（NCEP）成人治疗组第三次报告中明确将无冠心病的糖尿病从冠心病的危险因素中提升为糖尿病是冠心病的等危症，意思是无冠

心病的糖尿病患者和既往有冠心病病史的非糖尿病患者有同样的冠心病危险性，即10年内糖尿病患者和冠心病患者发生新的心血管事件（如心肌梗死或冠心病死亡）的概率相同。

4. 促使冠心病发生的危险因素有哪些？

冠心病属于多病因疾病，即多种因素作用于不同环节所致，主要危险因素如下。

年龄及性别

男性大于45岁、女性停经后都属于高发年龄。男性较女性发病率高，这可能与雌激素有预防动脉粥样硬化的作用有关。

高血压

临床研究表明，高血压患者冠心病的发病风险明显升高。70%的冠心病患者患有高血压，而高血压患者罹患冠心病的风险约为没有高血压者的4倍。

血脂代谢异常

血脂代谢异常是动脉粥样硬化的主要危险因素。近年来的研究表明，总胆固醇、甘油三酯、低密度脂蛋白升高、高密度脂蛋白降低都会增加冠心病的发病风险。动脉粥样硬化形成的最核心因素是巨噬细胞吞噬氧化低密度脂蛋白。

肥胖

BMI＞24者可称为"肥胖"。肥胖会导致血压升高、睡眠呼吸暂停、血糖和血脂异常，这些变化都会增加冠心病发病的可能性。

家族史

家族直系亲属中有人在低于50岁时就患冠心病的，其近亲患冠心病的概率可能是无冠心病家族史的人的5倍。

吸烟

吸烟一直以来都被大家视为肺部疾病的罪魁祸首。由于香烟中的尼古丁会引起血管收缩，也会损伤血管内膜，因此，吸烟首要侵害的器官是动脉血管。吸烟者冠心病发病率是不吸烟者的6倍左右，且其危害性与每日吸烟量成正比。

糖尿病和糖耐量异常

糖尿病患者不仅冠心病的发病率较普通人高出3~6倍，而且病变进展很快，需要密切防范。同时，冠心病患者中有很多糖耐量异常患者，即口服一定量葡萄糖后，血糖超过正常水平，但未达到糖尿病的诊断标准，即7.8～11.1mmol/L之间，这部分人虽然暂时还未患糖尿病，但是将来发生2型糖尿病的危险性非常高，应当引起关注。

其他可能的危险因素

偏于急躁的性格在冠心病患者中大约占70%，此种性格冠心病的发生率是其他性格的2倍。

缺乏体育锻炼的人患冠心病的可能性是正常体力活动者的1.5～3倍。

长期服用避孕药可以改变凝血功能，增加血栓栓塞的风险，特别是40岁以上的中年妇女，栓塞发生的危险性更大。

多盐、多油脂、多热量及少纤维的膳食能增加高血压、高血脂及肥胖的可能性，进而增加冠心病的发生率。

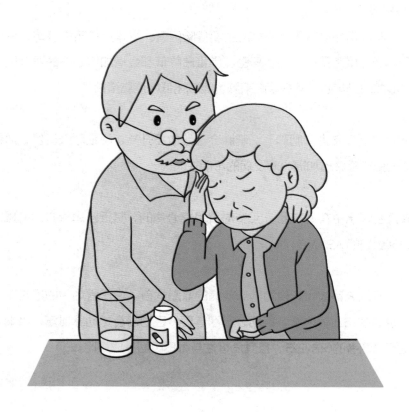

冠心病的类型

1. 冠心病有哪些类型？

根据冠心病的发病特点和治疗原则不同分为两大类：一类是慢性冠状动脉综合征，也称"慢性心肌缺血综合征"；另一类是急性冠状动脉综合征。前者包括稳定性心绞痛、缺血性心肌病和隐匿性冠心病；后者包括不稳定型心绞痛、ST抬高性心肌梗死、非ST抬高性心肌梗死和猝死。

2. 哪些疾病的症状和冠心病的症状类似？

反流性食管炎

本病主要是和冠心病心绞痛相鉴别。反流性食管炎性的胸痛多表现为胸骨后或胸骨下烧灼痛、刺痛，也可以为钝痛；其发作与进食、体力活动、体位如卧位和弯腰等有关，进食牛乳、饮水、制酸剂可缓解。而冠心病导致的心绞痛多在夜间发病，劳累后加重，进食后不能缓解，体位对病情影响小，服用扩血管药物，如异山梨酯、硝酸甘油等明显有效。

肋间神经痛和肋软骨炎

本病主要和冠心病心绞痛相鉴别。肋间神经痛时常常累及1~2个肋间，但并不一定局限在胸前，多为刺痛或者灼痛，多为持续性而非阵发性发作，咳嗽、用力呼吸和体位变动可以使疼痛加重，沿神经走行处有压痛，手臂上抬时局部有牵拉痛。肋软骨炎除了以上特点可能具备以外，在肋软骨处还有压痛。

心脏神经症

本病主要是和冠心病心绞痛相鉴别。患者常感胸痛，但多是几秒钟的刺痛或者持续数小时的隐痛。患者常常喜欢不时地吸一大口气或做叹息状呼吸，胸痛部位经常变动。症状多于疲劳之后出现，而非疲劳之时，做轻度体力活动反觉舒适，有时重体力活动时无胸痛发作。

主动脉夹层

本病主要和冠心病心肌梗死相鉴别。患者胸痛无逐渐加重的过程，一开始就很严重，疼痛性质呈撕裂感，常常放射到背部、肋部、腹部、腰部和下肢，两上肢血压可以有明显差别。需要完善CTA加以鉴别。

肺栓塞

本病主要和冠心病心肌梗死相鉴别。本病可以发生胸痛、咯血、呼吸困难和休克。但是多有右心负荷急剧增加的表现，比如发绀、肺动脉瓣区第二心音亢进、颈静脉充盈、肝大、下肢水肿等。心电图、心脏超声等辅助检查多提示有肺栓塞的间接征象，肺动脉CTA可以明确诊断。

冠心病的预防

1. 哪些症状提示患有冠心病？

冠心病最主要的症状是胸痛，具体表现如下。

部位

疼痛多位于心前区、胸骨后，且疼痛部位相对固定，范围有手掌大小，有时候界限并不十分清楚。常常放射至左肩、左臂内侧达手指，有时候向颈部、下颌部放射。位于上腹部和咽部的疼痛也常见。

性质

胸痛常常为压迫性、发闷感，也可有烧灼感，严重时伴有濒死感，一般都会有不祥的感觉。有些患者疼痛不明显，仅表现为胸闷或者不适。

诱因

体力活动和情绪激动是冠心病最为常见的诱发因素，其次是饱食、寒冷、大量吸烟、酗酒等。

持续时间

疼痛出现后通常会逐渐加重，心绞痛一般不会超过15分钟，大多数心绞痛3～5分钟后缓解，心肌梗死多会超过20分钟至半小时以上，且不容易缓解。持续时间也是诊断心绞痛和心肌梗死的一个重要依据。

缓解方式

一般来说心绞痛停止诱发因素后即可缓解，有些心绞痛患者需要含服硝酸甘油。但如果是心肌梗死，即使口服硝酸甘油等药物也不会缓解。

以上说的是冠心病的典型症状——胸痛，但是冠心病还有其他许多不典型症状，比如说牙痛、头痛、恶心、呕吐、胃部疼痛等。典型的胸痛症状只见于40%的心绞痛患者。因此如果有冠心病的危险因素，又出现上述不典型疼痛且不容易缓解，此时要警惕是否是心绞痛的不典型表现，患者要听从医生的安排做心电图、查心肌酶。降低冠心病发病率及病死率需要患者和医生携手努力！

2. 辣椒可以降低心血管疾病的发病率吗？

心血管疾病已经成为全球第一大杀手，发病率高，危害大。我国心血管疾病的发病率及发病人群都居全球首位。流行病学调查显示，我国南方心血管疾病的发病率明显低于北方，这和北方居民喜食咸味、盐摄入量高，而南方居民喜食辛辣有很大关系。

红辣椒的主要成分是辣椒素。TRPV1受体（辣椒素受体）在机体内广泛存在，辣椒素通过激活TRPV1受体改善心血管代谢，从而降低心血管疾病的发病率。现阶段世界范围内已经有更多的研究表明，辣椒素可以明显降低高血压、糖尿病等代谢疾病的发生率。

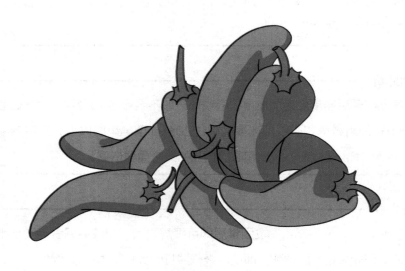

辣椒可以在以下几个方面改善心血管状态。

1 辣椒素可以和血管细胞壁上的辣椒素受体结合，这种结合不但增加了此类受体的数量，还会释放一氧化氮，降低血压，并改善血管的舒张功能。

2 辣椒素可以改善高盐状态诱导的血管内皮功能障碍，促进尿钠排泄，拮抗盐敏感性高血压。动物试验显示，长期摄取辣椒素可以激活辣椒素受体，通过抑制高盐负荷下肾皮质集合管上皮细胞离子通道，从而促进尿钠排泄及降低血压。

3 辣椒素可以改善高盐饮食介导的心肌重塑。动物试验显示，长期膳食辣椒素可激活辣椒素受体，从而减轻高盐饮食引起的心肌肥厚和纤维化，改善心脏结构和功能。

4 辣椒素可以改善动脉粥样硬化症状、延缓脑卒中的发生。长期摄入辣椒素，通过激活辣椒素受体可以减轻脑动脉内膜——中膜的增厚，延缓脑卒中的发生。

5 辣椒素可以减少内脏脂肪形成及预防肥胖。人们很早就注意到食用辣椒素可以引起发热和体温升高，并可以抑制体重增长，同时还可以调节肥胖伴发的血脂紊乱。有研究比较过长期食用辣椒素的小鼠和高脂饮食的同类小鼠，结果显示，食用辣椒素的小鼠血脂较低，同时体重得到有效控制。

综上所述，辣椒素不仅是重要的调味剂，同时也是一种天然的活性因子。基础及临床研究均证实辣椒素参与产热、脂质代谢、炎症反应及氧化应激，且发挥着减少脂肪生成、减轻胰岛素抵抗、改善血管功能、调节血压及血糖的重要作用。

3. 女性如何做好心血管疾病的预防？

心血管疾病是当今威胁女性健康和生命的主要疾病，是导致中国女性死亡的主要原因。心血管疾病作为我国女性的首要死亡因素尚未得到公众的足够重视和关注。由于女性所特有的生理和心理特点，其心血管疾病的生理病理表现也与男性有所差别。只有更多地了解女性心血管疾病的流行情况和特点，才能更加合理有效地防治女性心血管疾病。

高血压病是我国心血管疾病最重要的危险因素，20%的急性冠心病和40%的急性脑卒中病例都归因于高血压。而近年来我国女性高血压患者的数量激增，1991—2002年，女性高血压患病率从10%增加到18%。高胆固醇血症是动脉粥样硬化性疾病的重要危险因素，其中，女性的血脂异常与心肌梗死的关联度大于男性。糖尿病是心血管疾病的主要危险因素之一，女性糖尿病患者其心肌梗死的发病率高于男性。例如，35岁的无糖尿病女性，其患心血管疾病的终身累计风险是18.6%，而有糖尿病者，其患心血管疾病的终身累计风险为33.9%。

超重和肥胖是心血管疾病的独立危险因素，也是导致高血压、糖尿病、高脂血症的危险因素。

吸烟和二手烟对我国女性心血管疾病的影响应该引起高度重视，其中二手烟的危害不容小觑。2010年的调查显示，我国女性受二手烟影响导致心血管疾病的比例高达71.6%，比2002年高31%。二手烟明显增加女性冠心病、脑卒中和外周血管病变的发病率。因此，养成良好的饮食习惯，远离高糖、高脂、高盐的食物，戒烟，减肥等能帮助女性有效预防和治疗心血管疾病。

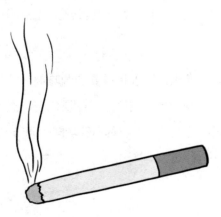

4. 为何越来越多的年轻人患有冠心病？

当前，人民生活水平逐渐提高，但带来的并不一定都是好消息。比如，我国中青年冠心病发病率就有明显升高的趋势，与老年冠心病相比已经不相上下，而且中青年冠心病病变进展更为迅速，病因与自身生活状态直接相关，呈现独有的特点。

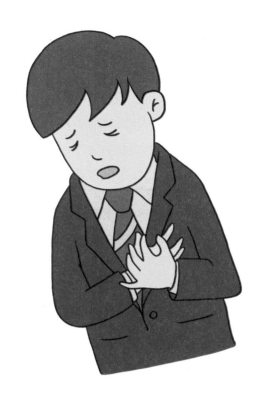

冠心病的危险因素有很多，可分为可干预危险因素和不可干预危险因素。可干预危险因素主要有高血压、房颤、高尿酸、吸烟、肥胖、饮酒、高脂血症、糖尿病、高同型半胱氨酸血症等；不可干预危险因素包括年龄、性别、心脏病家族史等。

需要指出的是，中青年冠心病患者中绝大部分是男性，不得不说这与男性缺乏内源性雌激素保护血管密不可分，但是这个结果的出现与大部分男性患者存在吸烟、饮酒、熬夜等不良习惯也是不能分割的。特别需要指出的是患有冠心病的中青年男性多数有以下高危因素：未予重视的高血压、房颤、糖尿病、腹型肥胖、高尿酸、高同型半胱氨酸、高甘油三酯、高纤维蛋白原、高胆固醇、高低密度脂蛋白、低高密度脂蛋白。

所以，建议广大中青年朋友在生活中应该注意饮食健康，控制体重，尤其是要尽可能减掉腹部的赘肉，减少嘌呤含量高及含糖量高等食物的摄入。还要注意生活方式要有规律，不吸烟，不饮酒，不熬夜。

冠心病的治疗

1. 冠心病有哪些治疗方法?

冠心病该如何治疗? 有哪些治疗方法? 这都是临床上最多见的问题。对于冠心病, 首先应该积极预防动脉粥样硬化的发生, 如果已经发生就要视病变程度如何而采取不同的治疗措施。冠心病的治疗方法主要包括以下几种。

一般治疗

冠心病一般的防治措施包括合理的膳食、适当的体育锻炼、戒烟限酒、心理平衡、控制冠心病的高危因素, 比如控制高血压、高血脂、糖尿病等。

药物治疗

对于一些已经发生动脉粥样硬化性病变的患者, 如果病变程度及危险因素评估后达到一定程度就要启动药物治疗了。治疗药物包括抗血小板药、调脂药、β受体阻滞剂、硝酸甘油类药物等。

内科介入治疗

内科介入治疗即俗称的支架治疗。当病变血管狭窄程度≥75%~80%就可启动介入治疗。这是因为人体的代偿功能一般是4~5倍, 只要有20%以上的血流就可以维持最基本的供血需求。简单来说, 内科介入治疗就是用带有球囊的导管进行经皮腔内成形术, 将突入动脉管腔的粥样物质压向管壁使血管畅通, 随后将支架植入。

外科搭桥手术

对于左主干部位的病变或者多条血管都狭窄的病变可启动外科搭桥治疗。在患者自身取1~2条血管 (多在腿上取静脉, 前降支病变时也可以分离乳内动脉), 然后把取来的血管接驳在狭窄部位的远端, 从而规避狭窄部位, 保证远端血流通畅。

2. 做冠状动脉多层螺旋 CT 前患者应该注意些什么？

在世界范围内，尤其是在工业化程度较发达的国家，冠心病已经成为威胁人类健康的第一大杀手。欧美国家认为，冠心病是"时代的灾难"。在我国，随着人民生活水平的提高，欧美国家的生活方式越来越多地影响着我们的生活，冠心病的发病率呈逐年上升的态势，我国现阶段冠心病的发病率已经超过美国及一些欧洲国家。

冠状动脉造影是公认的诊断冠心病的"金标准"，但由于是有创伤的检查，有一定的局限性，其中之一就是不适合作为筛查手段。而多层螺旋CT在冠心病的筛查中应用广泛，而且随着我国多层螺旋CT的普及，越来越受到人们的认可，应用越来越广。

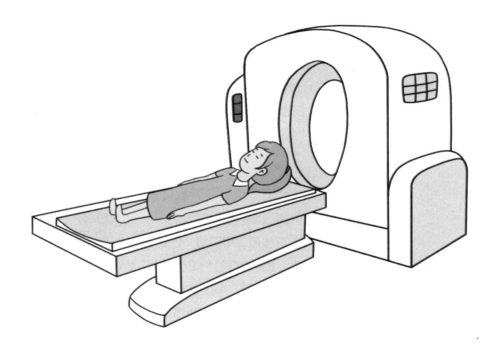

那么，做多层螺旋CT之前应该完善哪些准备工作呢？首先要了解操作过程，争取配合检查，向主治医生或者操作技师询问受检过程及注意事项，做好心理准备。还要认真听取CT室操作人员的讲解，对有疑虑的地方进行询问，尽早消除顾虑，保持良好心态，以利于检查的正常进行。

适当控制心率 →

由于心率过快或心律不稳定会严重影响成像质量，冠状动脉检查当天心率在70次/分以上或心律失常者，需要在内科医师的指导下调整心率和心律后再做此项检查。对于心率在75次/分以上的患者建议口服β受体阻滞剂降低心率至70次/分以下。对于心律失常导致心率严重不齐的患者，一定要经过个性化处理后再做此检查。必要时可以考虑做双源CT。

呼吸训练 →

呼吸训练是一个不可忽视的环节。吸气幅度以中度为宜（同正常呼吸的吸气幅度一样，忌深吸气），每次呼吸的幅度保持一致，防止在增强扫描时，因为患者的呼吸幅度过深或过浅而丢失图像。同时，嘱咐患者屏气时胸腹部保持静止状态，切勿运动，以免图像产生伪影；在患者进行呼吸训练的同时，观察其心率的变化情况，尽量避免因吸气、屏气不良造成的心率变化过大。

病史及其他注意事项 →

了解患者是否患有肝、肾功能不全、甲状腺功能亢进等疾病；糖尿病患者是否使用二甲双胍等药物，如果患者正在服用二甲双胍，必须在操作前48小时停用二甲双胍。患者检查前1~2小时内不要饮用含咖啡因类的饮品，以避免其心率过快或难以控制。患者应至少提前半小时到达检查地点，熟悉地点，放松心情，静坐以稳定心率。对于存在听力障碍、行为能力弱、语言交流障碍的患者，要家属配合协作。

3. 不要太随意做冠状动脉 CTA 检查

冠状动脉CTA被越来越广泛地应用于临床，能够做此项检查的医疗机构越来越多，更有甚者已经把冠状动脉CTA列为常规的体检项目。这项检查项目相对于冠状动脉造影的确有很多优点，比如创伤小、不用住院等，但是这并不代表可以随意进行此项检查，而是应该有选择性地进行。

对于不存在高血压、糖尿病、吸烟、高脂血症等冠心病危险因素的个体，不要随意进行此项检查。因为过度的冠状动脉CTA检查不仅会增加患者个人的经济负担、浪费医疗资源，而且还使受检者承受不必要的医疗风险。例如，冠状动脉CTA检查过程中患者需要接受X线照射，虽然其剂量较冠状动脉造影低，但相对于普通的胸片等X线检查还是高很多的，有可能对健康造成潜在危害；冠状动脉CTA检查过程中需要应用造影剂，应该指出的是冠状动脉CTA使用造影剂的剂量远远大于冠状动脉造影术使用的剂量，一般来说，冠状动状CTA需要60~80mL造影剂，一般以5mL/s的速度输注入静脉，而有创的冠状动脉造影需要40~50mL造影剂，需要经过肾脏排泄，这就有可能使少数人发生肾脏不良反应。

美国心脏病学会颁布了心血管疾病患者"明智选择"清单，对冠状动脉CT的过度使用提出了警示。该清单强调以下几项内容。

1 除非存在高危因素（如年龄＞40岁的糖尿病患者、外周动脉疾病患者或每年冠心病疾病风险＞2%者），否则不宜将负荷心脏成像、冠状动脉CT等昂贵的无创性检查技术作为无心脏病症状患者的首选检查手段。

2 不宜将负荷心脏成像、冠状动脉CT等昂贵的无创性技术作为无症状的心脏病患者每年随诊的常规项目。

3 不宜将负荷心脏成像或昂贵的无创技术作为低危非心脏手术患者术前评估的常规项目。

总之，不建议心血管风险极低的普通人把冠状动脉CTA作为常规体检项目。当然，如果患者存在一定的心血管危险因素，同时又有相应症状，还是需要做此项检查的。

4. 非阻塞性冠心病怎么治?

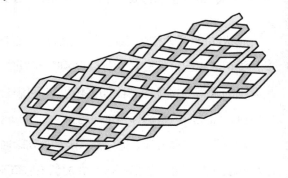

1974年，人类通过实验证明，当冠状动脉直径狭窄>80%时，血流量才会显著下降，而预先使用小动脉扩张剂使冠状动脉血流量增大4～5倍后再结扎，冠状动脉直径狭窄>50%时血流量显著下降。这一实验产生了冠状动脉血流储备的概念，并迅速转化为临床概念：冠状动脉直径狭窄≥50%为血流动力学的狭窄，≥75%为临界狭窄，而后者演化成缺血性狭窄的概念。因此，近40年来，临床心内科医生形成共识：冠状动脉直径狭窄≥50%才能诊断为冠心病，≥75%的冠状动脉临界狭窄可引起心肌缺血，应进行介入治疗。

在临床上医生们发现，许多有心肌缺血症状的患者冠状动脉造影显示为冠状动脉的非阻塞性病变，即非阻塞性冠心病。1支或多支血管直径狭窄1%～49%的为非阻塞性冠心病，而1支或多支血管直径狭窄≥50%的为阻塞性冠心病。传统观念认为，非阻塞性冠心病患者属于低危人群，预后良好。近年来越来越多的大型研究否定了这一认识，研究表明，冠状动脉狭窄程度<50%不能作为判断患者预后是否良好的指标。

那么非阻塞性冠心病应该怎样治疗呢？建议如下。

控制危险因素

高血压。在非阻塞性冠心病合并高血压患者中，应用降压药物有助于改善微血管功能障碍。

糖尿病。一些研究显示，有效控制血糖有助于改善血管内皮功能及微循环。

高脂血症。他汀类药物在降低血脂的同时可以有效改善患者内皮功能及微血管功能。

其他危险因素。肥胖患者降低体重可以有效改善冠状动脉血流量；吸烟患者戒烟后有效冠状动脉血流量增加。

控制心绞痛症状

β受体阻滞剂。由于此类药物可以抑制交感神经兴奋、减慢心率、减少心肌耗氧及增加冠状动脉血流量，在抗心绞痛中发挥着重要作用。

钙通道阻滞剂。在较大血管痉挛性心绞痛中，钙通道阻滞剂效果好，可以有效增加冠状动脉血流量。

硝酸酯类药物。硝酸酯类药物由于能够扩张静脉系统及扩张冠状动脉，故在冠心病心绞痛中应用广泛。

尼可地尔。尼可地尔具有ATP敏感钾离子通道开放剂的作用，同时兼具硝酸酯类药物的作用，对非阻塞性冠心病合并微血管病变效果好。

曲美他嗪。曲美他嗪可以抑制游离脂肪酸的β氧化，导致游离脂肪酸代谢减少，使心肌代谢产生更多能量，从而改善心绞痛症状。

做好二级预防

阿司匹林。根据冠心病二级预防共识，如果没有禁忌证，所有患者都应长期服用阿司匹林，可以明显降低阻塞性冠心病的发生率及病死率。

他汀类药物。他汀类药物除了调脂作用外，还具有保护内皮功能、抗炎、抗氧化等作用，在非阻塞性冠心病二级预防中具有重要作用。

β受体阻滞剂。β受体阻滞剂不仅可以减少心绞痛症状的发生，改善患者的生活质量，更重要的是可以减少心肌梗死的发生，是冠心病治疗的基本用药。

ACEI类药物。ACEI类药物有助于改善内皮功能，预防心肌重构，是冠心病患者的重要治疗措施。

与冠状动脉无病变基础的人群相比，非阻塞性冠心病的心血管疾病发生率明显增加，因此，对非阻塞性冠心病应该给予足够重视，要早诊断、早治疗，从而早受益。

5. 生物可降解支架靠谱吗？

经皮冠状动脉介入治疗经历了单纯球囊扩张、金属裸支架及药物洗脱支架三个里程碑式的阶段。药物洗脱支架在降低再狭窄发生的同时会延迟内皮愈合，引起血管壁慢性炎症，增加晚期支架内血栓的发生风险，且金属支架的存在会影响血管的舒缩功能、干扰CT造影的影像学检查。目前的生物可降解支架的生物材质是左旋聚乳酸，在人体内可完全降解为水和二氧化碳，完全降解吸收，无支架异物留存血管。生物可降解支架不仅具有支撑血管的作用（少于6个月），全部吸收后还可恢复冠状血管解剖和生理功能，因此，生物可降解支架的研制就有了极大的吸引力。

雅培生物公司生产的依维莫司生物可降解支架是目前临床上应用最广泛的可降解支架，它于2010年10月和2016年7月获得欧洲和美国的认证而上市。可降解支架（ABSORB）研究是全球首个评价可降解支架治疗冠心病安全性及可行性的临床研究。该研究是一项具有前瞻性、非随机及多中心的研究。研究结果如下。

1 与药物洗脱支架相比，依维莫司生物可降解支架植入成功率相对高。

2 与药物洗脱支架相比，依维莫司生物可降解支架围术期心肌梗死发生率、运动耐力及心绞痛状态无差别。

3 与药物洗脱支架相比，依维莫司生物可降解支架术后1年心绞痛累计发生率较低。

当然，依维莫司生物可降解支架也需要面对以下几个问题。

1 研究并非处于双盲状态，心绞痛也不是终点事件，结论说服性较低。

2 与药物洗脱支架相比，依维莫司生物可降解支架血管造影提示早期管腔获得较小，可能与术中释放压力较小有关。

3 研究中可降解支架组存在3例可疑支架内血栓，金属组无可疑支架内血栓发生。

综上所述，为了进一步明确与药物洗脱支架相比生物可降解支架的可靠性，还需要进一步大规模、大样本量地研究。随着循证医学证据的不断积累和制造技术的不断改进，相信在不远的将来可降解支架可以被广大患者接受，可降解支架也将是另一个里程碑。

6. 做完支架后应该如何复查？

冠心病介入术后患者的最常见问题是：支架术后应该如何复查？这的确是每个冠心病支架术后患者需要明确的一个问题。现在就为大家讲讲支架术后复查的相关问题。

支架术后1个月

复查内容包括血常规、凝血常规、心电图、血脂水平、肾功能、肝功能。

血常规、凝血常规：了解血液及凝血基本情况。

心电图：可以大致估算做完支架后心肌缺血改善的程度。

血脂水平：了解血脂控制情况。

肾功能：极少部分患者可能因为碘造影剂造成肾功能受损。

肝功能：长期服用他汀类药物，部分患者会出现肝功能异常或者横纹肌损害，部分患者服用阿司匹林也会造成肝功能损害。因为口服他汀类药物的缘故，必要时可以检查肌酸激酶。

支架术后第3个月

根据临床症状，复查心电图、心脏的超声（尤其是心肌梗死患者，检查心功能恢复情况、心肌坏死的程度及有没有室壁瘤形成），还要复查血常规、凝血常规、肝功能、肾功能及血脂水平，必要时检查24小时动态心电图。

支架术后6个月

复查心电图、超声心动图、血常规、凝血常规、肝功能、肾功能及血脂水平。

支架术后12个月

术后12个月随访是最为重要的，需要进行冠状动脉CT或冠状动脉造影术检查。如无特殊不适症状，首选冠状动脉CT，当然这并不是必须的，还要具体情况具体分析。

如果有胸痛、心悸的症状，最好直接复查冠状动脉造影；根据病情可以进行平板运动试验、24小时动态心电图等检查，血常规、凝血常规、肝功能、肾功能及血脂水平是必不可少的检查项目。口服他汀类药物的患者，必要时可以复查肌酸激酶。

术后1年可以根据患者的具体情况酌情改为单用阿司匹林的单一药物抗血小板凝集治疗，但他汀类药物不能停用。

在1年之后如无胸痛等冠心病发作的不适症状，可以每半年至1年复查血常规、凝血常规、肝功能、肾功能及血脂水平，每隔3年左右考虑进行冠状动脉CTA复查。

7. 支架是进口的好还是国产的好？

目前我国临床使用的心脏支架75%是国产的。相对于其他领域的医疗器械，这个数字足以让人感到骄傲和自豪。其实这已经从一个侧面说明了国产支架并不比进口支架差。

过去很长一段时间内我国心脏支架基本上都依靠进口，近年来随着我国医疗技术水平的提高，国产支架的使用率不断提升。从相关统计信息来看，我国接受介入治疗的冠心病患者选择国产支架的比例达到了75%，甚至更高，远远超过进口支架的植入数量。应该说，与其他医疗手术领域相比，我国冠心病国产支架领域水平还是很高的，这说明我们的产品还是经得住考验的。

为什么国产支架的使用率会更高呢？经济方面的因素不容忽视，国产支架与进口支架的费用相差将近一倍。另外一个重要原因就是国产支架质量站得住脚，并且从临床效果和大规模实验数据来看，国产支架和进口支架已经没有什么差别。还有一点就是不同支架有不同的特点，不是一家的产品可以覆盖所有的病变，所以术者也会根据不同的病变选择不同的支架。国产支架型号多，更加适合中国人的体质，这是不争的事实。

8. 急性心肌梗死的非典型症状有哪些?

急性心肌梗死的典型症状是：心前区或胸骨后压榨样疼痛，伴濒死感，持续时间多大于半小时，休息或含服硝酸甘油后症状无缓解。多位知名人士的猝死事件也在反复提醒大家，急性心肌梗死的症状不全是教科书式的表达，有一些症状不典型，使患者和医生都放松了对本病的重视程度。下面对本病的不典型症状加以总结，希望对大家有所帮助。

我们可以把急性心肌梗死的非典型症状大致分为三个方面，分别是呼吸困难、非特异性症状和心脏相关不典型症状。

呼吸困难（心衰型）

呼吸困难和胸痛是心内科经常遇到的两大急诊症状，鉴别诊断方向是心力衰竭和心肌梗死。但是必须认识到，突然发生的呼吸困难也是不典型心肌梗死的最常见症状，既往有心力衰竭病史的患者发生急性心肌梗死时典型胸痛很少见，更常表现为心力衰竭症状突然恶化，即端坐位突发呼吸困难，是典型急性左心衰竭的表现，此时一定要考虑是否是急性心肌梗死，立即检查心电图及心肌酶对诊断有价值。

非特异性症状

非特异性症状包括突发神经精神症状、突发乏力虚弱、突发冷汗、恶心、呕吐、发热等症状。极个别老年人以突发乏力和低热为主要症状。临床上出现上述症状且不能明确诊断时，需考虑急性心肌梗死的可能。

脑卒中型常以脑卒中为首发临床表现，缺血性胸痛症状并不典型，多因急诊需要完善心电图或心肌酶意外发现，要注意和脑心综合征加以鉴别。

心脏相关不典型症状

不典型胸痛：比如胸膜性疼痛（吸气时加重，为刺痛或撕裂痛，多位于胸廓下部）、中上腹疼痛，或者胸痛时间特别短（持续数分钟）、胸痛时间特别长（超过数小时）、放射到下肢的疼痛等。

异位性疼痛：如头痛、牙痛、颈部疼痛、耳区疼痛、右上臂疼痛等。

胃肠型：如恶心、呕吐、腹痛、腹胀、嗳气、腹泻等。

低血压型：轻者表现为极度疲劳、头晕、乏力和冷汗，重者表现为烦躁不安、面色苍白、皮肤湿冷等休克症状。

晕厥型：以晕厥为首发症状的急性心肌梗死并不少见，同时很容易误诊和耽误抢救时间。

心脏骤停型：猝死作为急性心肌梗死的主要表现并不少见，其直接原因多为室颤，导致心脏无法有效射血。

必须指出，上述症状分类是人为的、相对的，急性心肌梗死首发症状并非孤立的、单一的。总之，遇上不能解释、不容易缓解的明显症状，需要警惕，务必及时就医或拨打120急救电话。

9. 身边有人突发急性心肌梗死，我们应如何处理？

日常生活中，当身边有人发生了急性心肌梗死，一定要镇静，做好以下几点。

让患者静卧休息

当急性心肌梗死发生后如条件许可，一定要静卧，这样有助于降低心肌耗氧，减少梗死面积或心脏破裂的风险。

服用硝酸甘油

如果患者血压不低或者偏高的话（收缩压≥120mmHg），可以使用硝酸甘油。硝酸甘油通过减少静脉回心血量、扩张冠状动脉等作用起到抗心肌缺血的作用，可以有效缓解胸痛症状。其副作用是可能影响血压，使用时要注意血压变化。

做好吸氧工作

如果条件允许，建议患者吸氧，如果家里有制氧机或者氧气瓶，那么一定要给患者吸氧。做好吸氧工作可以有效预防心肌梗死的面积扩大，降低患者死亡率。

　　急性心肌梗死发生后是可以给患者顿服阿司匹的。一般方案是服用阿司匹林300mg。阿司匹林最主要的作用是抑制血小板凝集，从而达到抑制血栓的目的，顿服阿司匹林肠溶片有助于后期介入治疗的实施。

快速拨打"120"急救电话

　　最后要说的最为重要，院外发现后要立刻拨打"120"，清晰明确地向"120"接线员说清楚事发地址及患者的基本情况。尽快把患者送到附近的有救治能力的医院。

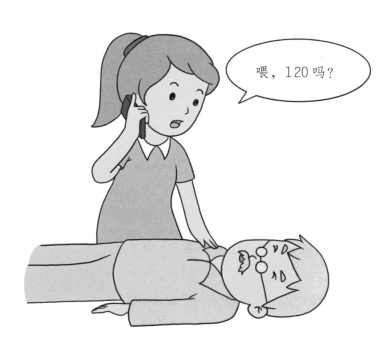

10. 发生阿司匹林抵抗应该怎么办？

阿司匹林是大众使用最多的药物之一，随着阿司匹林临床应用的普及，不少患者即使长期服用阿司匹林也仍出现心血管栓塞事件，此时可能发生了阿司匹林抵抗（AR），其发生率为5%左右。

一旦发生阿司匹林抵抗我们应该怎么办呢？

1 对患者整体进行评估，控制其他相关因素。例如，戒烟、控制血糖、控制血脂、降低体重等。

2 确保患者的依从性，坚持长期规范服药。

3 规范阿司匹林应用的剂量，适当增加阿司匹林的剂量。阿司匹林剂量过高或过低都无法达到抗栓治疗最佳收益效果，我国目前推荐用量是每日100mg。

4 尽量避免同服其他影响阿司匹林疗效的药物，尤其是其他非类固醇类抗炎药，如布洛芬等。

5 药物替代治疗。若实验室检查或者临床出现阿司匹林抵抗，则可尝试使用另一种机制不同的抗血小板药物作为替代。对阿司匹林抵抗的可换用氯吡格雷，氯吡格雷抗血小板活性与阿司匹林相当，常规应用剂量为75mg/d。对氯吡格雷仍产生抵抗的患者，可考虑使用西洛他唑。

6 联合抗血小板治疗。这是最重要的一点，采用多种机制不同的抗血小板药物进行治疗可在一定程度上加强抗血小板效果。阿司匹林联合氯吡格雷是应用最广泛的抗血小板治疗方案，或者也可以考虑联合西洛他唑使用。随着我国医保政策的调整，目前氯吡格雷价格明显下降，应用会有明显增多趋势。

11. 冠心病症状没有了，是否还需要吃药？

患者因为出现冠心病心肌缺血的症状到医院就诊，经过医生指导并采用药物治疗后心肌缺血症状不再发作，就以为冠心病已经治好了，于是自己停药，不再进行正规治疗，也不再做冠状动脉造影等相关检查。这种现象很常见，其实这是危害极大的一种做法。心肌缺血症状不发作并不代表冠心病已经痊愈，自行停药有可能导致严重后果，比如急性心肌梗死甚至猝死。因此，冠心病患者无论是否有心肌缺血症状发作，其病理基础仍然存在，均应在专业医生指导下进行终身正规治疗。

一旦患者明确诊断为冠心病，最重要的事情不仅是缓解心肌缺血的症状，而更应该持续延缓动脉粥样硬化的进展。

大家都知道硝酸甘油和速效救心丸可以治疗冠心病，但是大家可能不清楚治疗冠心病最重要的几类药物并不是以上两种。下面介绍几种冠心病治疗中的常用药物。

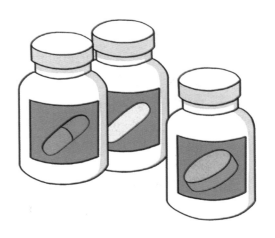

阿司匹林 →
阿司匹林作为冠心病治疗的基础药物，地位是无可取代的。阿司匹林通过抑制血小板聚集达到减少冠心病发病率及病死率的效果。可以这么说，近几十年心血管疾病病死率逐渐降低与阿司匹林的广泛使用有很大的关系。

β 受体阻滞剂 →

β 受体阻滞剂包括人们常说的美托洛尔（倍他乐克）、比索洛尔（康忻或博苏）、卡维地洛等。这类药物可以通过降低心率、降低血管壁的张力、降低心肌耗氧，减少心肌缺血症状的发作。对于心功能不全的患者可以起到减负的目的，让心脏休养生息。

他汀类药物 →

他汀类药物是继阿司匹林后，另一类将冠心病病死率大幅下降的药物。导致冠心病最主要的原因是供应心脏血液的冠状动脉发生了粥样斑块，随着斑块的逐渐增大，冠状动脉会变得狭窄，最后导致严重的心肌缺血。如果斑块破裂，会使冠状动脉发生闭塞，相应区域发生坏死，这就是急性心肌梗死。由此可见，预防冠心病、心肌梗死最重要的措施是防止斑块的形成、增长与破裂。在此方面，作为降脂药的他汀具有其独特作用。此外，他汀还有助于稳定斑块、降低斑块破裂的风险。因此，一旦确诊冠心病需终身服用他汀类药物。

其他 →

对于一些冠心病患者可能还要服用长效硝酸酯类药物以减少心肌缺血症状的发作。对于合并糖尿病、心肌梗死、心衰的患者可能需要同时口服ACEI（普利类）或ARB（沙坦类）药物。

冠心病患者的日常生活保健

1. 冠心病患者能喝酒吗？

可以肯定地说，冠心病患者是可以少量喝酒的。酒精可以增加高密度胆固醇，帮助去除血液中的脂肪，但不同国家和地区制定的适量饮酒的标准不同，《美国膳食指南（2020—2025年）》中明确指出，建议21岁及以上成年人限制饮酒，男性每天的摄入量应限制在2杯或更少（酒精摄入量不超过28g/d），女性每天1杯或更少（酒精摄入量不超过14g/d）；应避免暴饮（2小时内，男性饮酒5杯及以上、女性饮酒4杯以上被视为暴饮）；对于不饮酒的人，不建议开始饮酒。澳大利亚《酒精使用指南》草案建议，澳大利亚男性和女性每周饮酒不应该超过10标准杯，每天不超过4杯。而《中国居民膳食指南（2016年版）》中建议，儿童少年、孕妇、乳母不应饮酒，成人如饮酒，一天饮酒的酒精量男性不超过25g，女性不超过15g。临床个案报道和分析等大量研究发现，饮酒量与总死亡率呈"U"形曲线关系，即每天适量饮酒（15~30g酒精）能显著降低因心血管疾病死亡的危险性，每天摄入40g酒精或以上，死亡危险性明显增高。通俗来讲，以白酒不要超过100mL、啤酒不要超过250mL、红酒不要超过100mL为最佳。

研究发现，葡萄酒对冠心病的保护作用最强，饮葡萄酒、啤酒、烈性酒者患冠心病的相对危险性分别为0.5、0.8、0.9。法国葡萄酒高产地区男性市民普遍大量饮用葡萄酒，饮食中脂肪摄入量也较高，但冠心病的病死率却相当低（78/10万），与美国同类饮食地区男性（182/10万）相比降低57%，和英国人相比病死率更低。

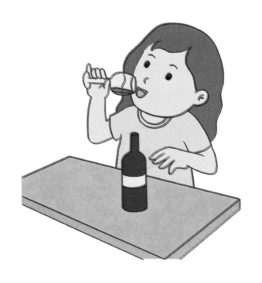

综上所述，适度少量饮酒能预防冠心病及其意外事件的发生，降低总病死率。大量研究证实，饮酒量与总死亡率呈"U"形曲线关系。不同地区、不同民族、不同性别的研究结果趋向一致，每日摄入15～30g酒精时心血管疾病可以明显减少，其中以饮用葡萄酒为最佳。

2. 熬夜会诱发冠心病吗？

长期熬夜，尤其是熬夜时吸烟的人患有冠心病、恶性心律失常等心脏病的风险会明显升高，其发生心肌梗死的风险较之常人升高数十倍。因为熬夜会导致交感神经长期处于紧张状态，使血压升高，而且会诱发冠状动脉痉挛，还会加速粥样斑块的形成及破裂，因此，冠心病患者应规律起居，尽量不要熬夜。

应对措施：不得不熬夜时，能休息尽量休息。同时做到熬夜时不吸烟，这样可以明显降低心血管疾病的发病风险，同时也不会增加呼吸系统、消化系统等其他系统疾病的发病率。

3. 做完心脏手术可以坐飞机吗？

人们在乘坐飞机时，由于受到压力和重力变化的影响，身体会呈现失重状态。这会导致血液较多地流向身体的下部，使回心血量减少，导致心脏需要加快"工作"才能满足全身的需血量。患有冠心病、心肌炎等器质性心脏病的患者在疾病未得到有效控制时，不适宜乘坐飞机，以免诱发心律失常、心绞痛等病症。

如果患者的病情已经得到控制，在病情稳定的情况下可以乘坐飞机，但要注意以下事项。

1 带好药物。冠心病患者应随身携带硝酸甘油等急救药，关键时刻可以舌下含服。平时每天口服的常规药物也必须带全，千万不要造成停药的状况。

2 随身携带病历资料。一旦疾病发作，病历资料可以提供很多有价值的信息，方便及时治疗。另外，如果是出国旅游，建议把病历提前翻译成英文会更有帮助。

3 冠心病且有高血压、糖尿病的患者可以考虑随身携带简单医疗器械。比如血糖仪、电子血压计等，患者可以自己随时了解血糖、血压等基本生命体征是否稳定，为急救提供依据。

4 冠心病植入起搏器的患者要携带起搏器卡。起搏器的分型越来越复杂，带好起搏器卡有可能会在关键时刻有帮助。

4. 心脏手术后可以过性生活吗？

随着经济的发展、生活方式的改变，冠心病已经不再是老年人的专利，现阶段可以见到很多三四十岁的中青年发生冠心病的案例。对于患有冠心病的中青年来说是否还能进行正常的性生活呢？这是常见的问题。

这个问题对于不同时期的冠心病患者需要区别对待。如果患者一直处于心功能不全的状态或者心绞痛频繁发作，则需要患者等情况稳定后再考虑性生活。病情稳定的冠心病患者可以适当进行性生活。建议冠心病患者在准备恢复性生活前期进行心脏的耐受性评估，做一下"忍受性试验"。所谓的"忍受性试验"就是要求患者和常人一样爬四至五层楼而不感到太吃力，也未引起心绞痛发作，这就说明冠心病患者的心功能恢复良好，具有比较好的耐受性。当然，如果有条件，可以选择在医生的指导下进行运动心电图试验，以此来衡量心功能恢复状况。

除此之外，冠心病患者即使恢复了正常的性生活，也需要注意以下几点：冠心病患者每周性生活不宜超过两次；在疲劳、紧张、激动等情绪主导下不宜有性生活；在饭后或饮酒后至少需要过2~3小时才能有性生活；性生活前不宜用热水或者冷水洗澡，以免影响血液循环和血压；在性交的过程中若发生心绞痛，应立即停止，当即在舌下含服一片硝酸甘油，并休息片刻；女性冠心病患者不宜服用避孕药物，如需避孕，更可取的方式是采取节育环或者进行输卵管结扎术以达到避孕的功效。

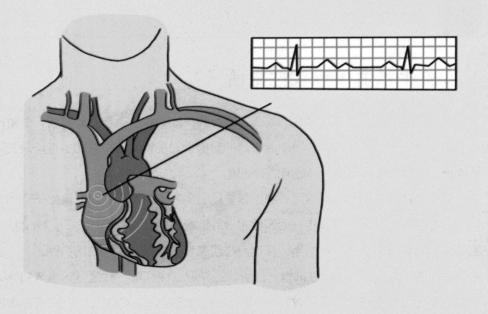

神出鬼没的致命杀手

第五章

神出鬼没的"致命杀手"
——心律失常

心律失常是常见的心脏病，它可以单独发病，也可以和其他心血管疾病并发。造成心律失常的病因不同，其症状及表现也各不相同，临床表现症状并不十分典型，一般是在做心血管检查时才被发现。

本章将为大家介绍心律失常的基本知识及治疗心律失常的方法，为大家答疑解惑，以便更好地了解心律失常，做好疾病的预防与治疗工作。

初步认识心律失常

1. 心律失常是什么？

众所周知，心脏由四个"房间"组成，分别是左心房、右心房、左心室、右心室。正常人的心脏搏动是由右心房上部的窦房结发出电信号，传导到心房，引起心房收缩，将血液从心房泵到心室，然后电信号再通过心脏中央的房室结一分为二地传导到左、右心室，使心室收缩，泵送血液至全身。

窦房结控制整个心脏的跳动，它每发送一次电信号，心脏就跳动一次，在医学上称为"窦性心律"。如果这种电信号的起源或者传导不正常，引起整个或部分心脏的活动变得过快、过慢或不规则，或者各部分的激动顺序发生紊乱，引起心脏跳动的速率或节律发生改变，就叫心律失常。

也可以这么说，心脏冲动的形成和传导的任何异常，均能使心脏搏动的规律发生紊乱，造成心律失常。

2. 心率等于心律吗？

心率为心脏跳动的频率，频率就是在单位时间内，某件事情发生的次数。两种解释合起来就是在单位时间内，心脏跳动的次数。

心律为心脏跳动的节律，节律就是物体运动的节奏和规律。心律就是心脏跳动的节奏和规律，简称心律。

我们可以说心率快慢与否，但是提到心律只能说心律整齐与否。

临床上的心律指心脏在收缩、舒张过程中以一定范围的频率形成的有节奏、有规律的跳动过程，包含两部分内容，即心跳的频率和心跳的节律。心跳的频率就是指心率，即心脏每分钟跳动的次数；而节律是指心跳整齐不整齐、规律不规律，即心脏每一次跳动与下一次跳动之间的时间间隔，误差通常不超过0.12秒。通俗来说，心律的概念包括心率的概念。

3. 哪些症状提示存在心律失常？

大部分心律失常患者都或多或少存在不同的症状。那么哪些症状提示自己可能心律失常了呢？

头晕

实际上，一些比较严重的心律失常常引起心脏射血量的下降，有可能导致大脑供血不足，脑供血不足就会产生头晕。头晕可先到神经内科就诊，但是不要忘记大部分头晕是心源性的，要完善心脏检查。

胸闷、气短

胸闷、气短很有可能是心律失常的外在表现，无论是快速型心律失常还是慢速型心律失常，都有可能有胸闷、气短的症状。这种胸闷、气短常常是主观感觉，与心律失常时潜在的精神紧张有关。

心悸

心悸是最为常见的心律失常症状，通常描述心悸的感觉各有不同，如心慌、心脏下沉感、心脏振动感、撞击感、停顿感、心跳不规则等，更为常见的表述为"心跳得太快，都快跳出嗓子眼儿了"。大部分患者无故觉得心跳加快，提示很有可能心律失常了。

黑蒙

心律失常比较严重的症状是黑蒙，也就是老百姓所说的"眼前一黑"的感觉，此时心律失常已经严重影响心脏射血了。如果有了这种感觉，请一定及时到专业医疗机构就诊，详细检查病因，及时治疗，以免发生晕厥等严重事件。

心律失常在不同个体身上还有许多不典型的症状，比如干咳、乏力、出汗、四肢冰凉、便意等。也有心律失常以并发症为首要表现，比如房颤患者以脑梗死为首发症状，这些都需要大家引起注意。

4. 心律失常的临床表现有哪些？

心律失常的临床表现主要取决于心律失常的性质、类型、心功能及对血流动力学影响的程度，如轻度的窦性心动过缓、窦性心律失常、偶发的房性期前收缩、Ⅰ度房室传导阻滞等对血流动力学影响甚小，故无明显的临床表现；较严重的心律失常，如病态窦房结综合征（简称病窦综合征）、快速心房颤动、阵发性室上性心动过速、持续性室性心动过速等，可引起心悸、胸闷、头晕、低血压、出汗，严重者可晕厥、猝死。心律失常的类型不同，临床表现各异，主要有以下几种表现。

心功能不全

呼吸困难是心律失常最典型的症状，可表现为劳力性呼吸困难、端坐呼吸、阵发性夜间呼吸困难等多种形式。运动耐力下降、乏力为骨骼肌供血不足的表现。如果并发右心衰还可以有颈静脉充盈、肝大和压痛、发绀、下垂性水肿、胸腹水等症状。

脑动脉供血不足

不同的心律失常对脑血流量的影响也不相同。脑血管正常者，不致造成严重后果；如果脑血管发生病变，就足以导致脑供血不足，其表现为头晕、乏力、视物模糊、暂时性全盲，甚至失语、瘫痪、抽搐、昏迷等一过性或永久性的脑损害表现。

冠状动脉供血不足

各种心律失常均可引起冠状动脉血流量降低，但较少引起心肌缺血。然而对有冠心病的患者，各种心律失常都可以诱发或加重心肌缺血，主要表现为心绞痛、气短、周围血管衰竭、急性心力衰竭、急性心肌梗死等。

心律失常的类型

1. 心律失常一定是疾病吗？

应该说大部分心律失常都是病态的，有些比较严重的还需要进一步治疗，比如药物治疗、手术治疗等。但是在心律失常中有一小部分心律失常是生理性的，并不能说明存在病态，还要具体情况具体分析。比如说窦性心动过缓、窦性心律失常出现在一个年轻的运动员身上，这时候就可能不是病态，而是因为他长时间接受体育锻炼造就身体素质较好的一种外在体现。但是如果严重的窦性心动过缓发生在一个年老体弱的患者身上，就有可能提示患者可能存在严重器质性病变。所以，对于心律失常还要做到具体情况具体分析，不能一概而论。发现疾病后去专科医院及时就医的重要性就在于此。

2. 哪些心律失常无须治疗？

一般心律失常的发生率可认为高达100%，这意味着心律失常人人有之，只是发生的年龄、时间、种类、持续时间、伴发症状的轻重不同而已，大可不必听说自己有心律失常就大惊失色。下面介绍一下哪些心律失常无须治疗。

> **一般的窦性心动过缓**
>
> 一般的窦性心动过缓是指大于50次/分，小于60次/分的心率。窦性心动过缓，当患者无症状时无须治疗，尤其是运动员或者50岁以上的患者。

> **逸搏性心律**
>
> 所谓逸搏是指当窦房结兴奋性降低或停搏时，下级潜在起搏点被动发出冲动，从而激动整个心脏。被动异位心律为生理性保护机制，其本身不需要治疗。

偶发的期前收缩

期前收缩是指比正常预期提前的心跳，也称"早搏"；偶发指每分钟发作次数小于5次。无明确病因的功能性期前收缩，只要其发作频率不高，可以定期随访而不予治疗。对于继发于器质性疾病的期前收缩只要不是频发，同时不影响血流动力学，都可以不予治疗。

并行心律

并行心律是指心脏内存在两个或两个以上的起搏点，而且两个起搏点互不干扰。并行心律多发生在非器质性心脏病患者身上，仅有部分患者伴有器质性心脏病，并行心律即并行收缩多数不引起血流动力学改变，但其病情顽固，治疗难以奏效，故主张不做针对性药物治疗。

轻度房室传导阻滞

传导阻滞是指冲动在心脏传导系统的任何部位的传导均可发生减慢或阻滞，如果阻滞发生在心房与心室之间，称为"房室传导阻滞"。按其阻滞程度分为三度，Ⅰ度是指传导时间延长，但全部冲动能传导下去；Ⅱ度是指部分冲动能传导；Ⅲ度则是指所有冲动都不能传下去。Ⅰ度、Ⅱ度Ⅰ型房室传导阻滞属于轻度房室传导阻滞，多为生理性，因其不影响心功能而不需治疗。伴有活动性病变者，例如心肌感染或心肌缺血引起时，也只是针对病因治疗。对因治疗后传导阻滞仍不能恢复者，建议定期随诊。

其他类型的传导阻滞

其他类型的传导阻滞，如房内传导阻滞，房间传导阻滞，室内传导阻滞，左、右束支传导阻滞，本身无特殊药物治疗或已经形成不可逆损害，故不做针对性治疗。

不做具体治疗不等于视而不见，更不是置若罔闻。最佳的处理方案是定期随访，可以考虑每年做一次心脏彩超及Holter（动态心电图）检查。

3. 哪些心律失常必须治疗？

心律失常有生理状态的也有病理状态的，通俗来说，即心律失常有良性的也有恶性的。事实上，并不是所有的心律失常都需要进一步治疗，前面已经讲过，有些心律失常无须治疗。那么，与之相反，哪些心律失常是致命的且必须治疗的呢？

阵发性室上性心动过速

阵发性的意思是突发突止的症状；室上性是指心室以上部分，即心房和房室结；心动过速是指发作时心率快，一般可达150次/分～200次/分。对于心动过速频繁发作且症状明显的患者来说应该给予治疗。治疗方案包括物理治疗、药物治疗和导管消融手术治疗。一般情况下可以采取憋气或按压颈动脉的办法终止发作；如果效果不好可以口服普罗帕酮或静推异搏定；如果一年发作两次以上，建议进行导管消融治疗。

病态窦房结综合征

病态窦房结综合征是由于窦房结及其邻近组织病变引起起搏功能和传导功能障碍。其中大多数患者在50岁以上，80岁以上老年人更常见。大多数病情发展缓慢，从出现症状到症状严重可长达5～10年或更长。若患者无心动过缓相关症状，不必治疗，仅需定期随访。对于有症状的患者建议植入起搏器治疗。

心房颤动（心房扑动）

心房颤动是指心房丧失了正常的电活动，没有节律地颤动，临床表现有脉搏绝对不齐、强弱不等，随着年龄的增加患房颤的可能性也增加。房颤最主要最严重的并发症是脑卒中，因此一旦发现心房颤动，大部分患者都需要进一步治疗。治疗方案包括药物治疗和射频消融手术治疗，具体使用哪一种治疗方案还需要具体情况具体分析。心房扑动是指比较整齐的心房跳动，治疗方法同心房颤动。

预激综合征

预激是指心房的冲动经附加通道提前兴奋心室的一部分或全部，合并心动过速发作时称为"预激综合征"，心电图往往有特征性表现。对于无心动过速发作或者偶有发作但症状轻微的患者可以考虑保守观察，但是对于心动过速频繁发作且症状明显的患者来说应该接受治疗。治疗方案包括药物治疗和导管消融手术治疗。

频发室性期前收缩

频发是指每分钟发生5次以上；室性是指心室肌细胞；期前收缩是比正常预期提前的心跳，也称"频发室早"，是最常见的心律失常之一，可见于正常人和有心脏病的人群中。对于频发室性期前收缩的患者来说，如果无明显器质性心脏病可以考虑使用β受体阻滞剂等药物治疗，严重时可以考虑行射频消融手术治疗。有器质性心脏病患者建议及时治疗原发病。

室性心动过速

室性心动过速是指发生在心室范围内的快速心律失常，心率往往超过100次/分，90%以上发生在有器质性心脏病患者中，常伴有明显的血流动力学障碍与心肌缺血，应立即治疗。对于没有器质性心脏病的患者，如果室性心动过速频繁发作或影响血流动力学稳定，则一定要进行射频消融手术治疗。

严重的传导阻滞

传导阻滞一般会有心率过慢的症状，其严重与否，主要是指有没有影响正常范围的心脏射血。严重者是指心率过慢且影响血流动力学，产生头晕、黑蒙等临床症状，这种情况一般需要考虑植入起搏器。

心律失常的治疗

1. 心律失常有哪些治疗手段？

一般来说，临床上对心律失常的治疗方法有以下几种，这些治疗手段都是近年来形成的比较成熟的治疗手段，也是患者可能接触的治疗手段。在临床中具体采用哪一种治疗手段还需要具体情况具体分析。

药物治疗

药物治疗是治疗心律失常的基石，合并使用其他方法时也往往需要药物的帮助。治疗心律失常的药物包括β受体阻滞剂、胺碘酮、普罗帕酮、索他洛尔等。

电除颤

电除颤是以一定量的电流冲击心脏，使恶性心律失常及时终止的一种方法。对于室性恶性快速心律失常几乎是唯一有效的方法，目前有心外电除颤和植入式电除颤（ICD）。有些恶性心律失常可能已经影响了血流动力学状态，比如造成血压低、意识障碍等，这种状态下需要电除颤来解决问题。

心脏起搏器

迄今为止，心脏起搏器是治疗心动过缓的唯一手段，是将脉冲发生器（电池及芯片）埋到皮下，通过电极连接到心脏，刺激心脏跳动的一种装置。目前已经有无电极（导线）起搏器应用于临床。

导管射频消融手术

导管射频消融手术是治疗特定心律失常有效而终极的方法，该手术是在X线血管造影机的监视下，通过穿刺血管，把电极导管插入心脏，先检查确定引起心动过速的异常结构的位置，然后在该处释放高频电流，在很小的范围内产生一定湿度，通过热效能使局部组织内水分蒸发，干燥坏死，从而达到治疗的目的。

植入性心律转复除颤器（ICD）

ICD是一种体积小，能植入患者胸壁皮下的医疗设备。对于高危患者，一旦发生快速室性心律失常，ICD能在数秒内转复为正常心律；当出现缓慢心律失常，它又可以起搏心跳。它是目前最可靠的预防心源性猝死的手段之一。

2. 心律失常的相关检查

心电图

心电图检查包括普通12导联心电图、食管心电图和24小时动态心电图（Holter）。

12导联心电图就是普通的心电图检查，是临床上应用最多的一种检查手段。缓慢的、快速的心律失常，期前收缩，传导阻滞，都可以在12导联心电图上表现出来，可以作为诊断心律失常的首选检查手段。

食管心电图是插入食管电极导管并置于心房水平，记录心房电位并能进行电刺激的一种检查手段。它能很好地显示心房P波，对区别房性与室性心动过速极为有用。通过电刺激，即食管调搏，可以测定窦房结及房室结的起搏和传导功能，还能终止室上性心动过速的工作。

24小时动态心电图，由美国物理学家Holter于1949年首创，故称"Holter"，也称为"动态心电图"，俗称"背盒子"，简单来说就是一个能够24小时记录心电图的工具。一次心电图往往难以捕捉到有效的诊断依据，但患者又有明显的自觉症状，所以多数情况下医生建议患者进行24小时的心电监测。而对于绝大部分心律失常患者而言，由于其发作时间不固定，有的呈阵发性，单纯普通心电图只能记录短时间的心电情况，往往做心电图时心律失常发作时间已经错过，这时可能更加需要完善Holter来对疾病进行诊治。

心律失常的发生不一定具有规律性，有时多有时少，甚至几周、几个月才出现一次。因此，Holter结果正常不代表一定没事，当高度怀疑存在心律失常时，可以反复做Holter检查。

为了长时间观察心律失常，目前还有植入性实时心电图监测，它有体积小、植入简单、无线随访、使用寿命长（>3年）、操作方便等特点。但由于是有创检查，其广泛使用受到限制。

事实上，随着科技的进步，可穿戴设备已经开始进入心律失常的监测当中，其方便、无创，将来会有越来越多的产品问世。

心脏彩超

对于心律失常的患者要进行常规心脏彩超检查。心脏彩超的作用很多，如可以用来明确心律失常是否继发于心脏结构性疾病。如果心律失常继发于心脏其他结构性疾病，那么，最佳的治疗结果是解决原发性疾病后心律失常会随之改善，无须心内电生理治疗。同时，心脏彩超也能对心律失常是否影响心脏结构做出判断，所以心脏彩超是心律失常患者的一项常规检查。

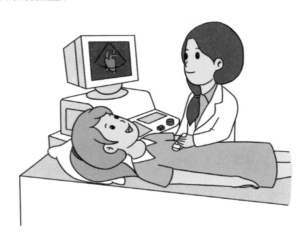

CT

有些心律失常的手术在术前的确需要做CT检查。比如，房颤射频消融的靶点主要位于患者的左房及肺静脉，且每个患者的左房及肺静脉解剖结构存在差异，在术前通过CT检查了解患者的解剖结构特点有助于医师在术中的熟练操作及个体化消融术式的选择，从而缩短手术时间，减少术中、术后并发症，提高手术的成功率。目前，左房的CT检查还可以明确有无血栓存在。

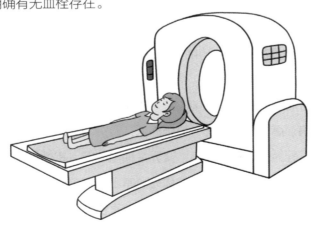

心内电生理检查

对于一些较为复杂的心律失常患者，如果普通心电图或Holter不能记录发作时的心电图，但疾病性质可能会明显影响健康，那么为了能够明确诊治、判断预后，会建议患者完善心内电生理检查。如对一些恶性室性心律失常，我们就可能行心内电生理检查来明确诊断，确定诊断后给予有效治疗。

除了上述检查，还有血液、胸片、磁共振、心肌核素显像等检查。发现心律失常后不要紧张，到心脏专科医院进一步诊疗，完善相关检查，大部分疾病是能够得到很好的治疗的。

3. 如何面对期前收缩？

期前收缩绝大多数情况下，表现为心跳间歇感，就是感觉突然心跳提前一下或停了一跳，也有很多患者并没有明显症状，而是在体检或就诊时才发现，是心血管疾病最常见的症状之一。

期前收缩只是一种症状，不是独立的疾病，若频繁出现，可做24小时动态心电图检查，分清期前收缩的类型、数量、发出部位等，再决定是否治疗。

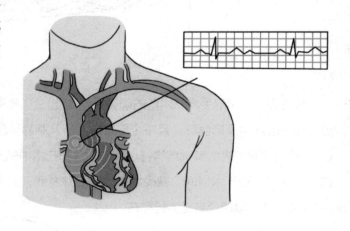

按照期前收缩性质可分为功能性和病理性两大类。功能性期前收缩是由过度劳累、失眠、寒冷刺激、剧烈运动、暴饮暴食、酗酒、情绪激动、过敏反应等刺激引起，对症处理可治愈。病理性期前收缩是由某些疾病引起心脏传导系统出现障碍，中老年人因冠心病、高血压心脏病、肺心病病情加重而期前收缩频繁发作。按照期前收缩来源分类可以分为房性期前收缩、交界性期前收缩、室性期前收缩三大类。其中房性期前收缩和交界性期前收缩可以统称为"室上性期前收缩"。笼统来说，以上三种期前收缩中房性期前收缩和交界性期前收缩较室性期前收缩预后要好一些，当然并不是说室性期前收缩预后就很差，还需要看室性期前收缩的类型、数量等一系列指标。同理，也不能说房性期前收缩和交界性期前收缩就没事，还要看它们的数量、性质以明确其对心脏的危害。由于心室细胞数量更多，理论上室性期前收缩出现的可能性更大，事实上也是如此。

总之，如果个人觉得心悸不适间断发作，还是需要到专业医疗机构进一步完善24小时动态心电图等一系列检查后明确病因，针对病因做针对性强的治疗。

4. 什么是房颤?

心房颤动（简称"房颤"），是一种常见的心律失常。其患病率随年龄的增加而升高，患病率为0.7%，80岁以上人群患病率为7.5%。心房无序地颤动就使心脏失去了原有的正常收缩和舒张功能，同时伴随着心脏的泵血功能受损。一般房颤发生时会使心脏原有的泵血功能损失1/4~1/3。这是医学上的解释，我们也可以把心脏比喻成房子，为大家形象地讲述什么是房颤。

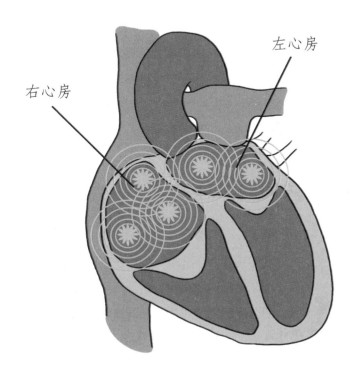

左心房

右心房

如果把心脏比喻成房子，这所房子里存在着电路，那么窦房结就是整个电路系统的总司令部，总司令部的命令会随着电线传导。当窦房结发出每分钟跳60～100次的命令时，第一个拿到命令的传令官就是心房，它本来应该把命令直接送到下一站（房室结），但是心房发生了故障，随意发出了很多无效命令，以每分钟300～600次左右且完全不规则的节奏打起摆子来。这样，房室结接到的命令就变成了不规律的每分钟跳300～600次。对于这么多的命令，房室结完全做不到，房室结只能秉承能做多少就做多少的工作态度，把它接收到的命令再传向下一站。于是，房室结传出的命令就忽快忽慢，完全没有规则。所以，"心房颤动"这种心律失常最大的特点就是心跳时快时慢，完全没有规则，患者最为通俗的描述就是"心里乱跳"。

5. 房颤最大的危害是什么？

房颤最大的危害是诱发栓塞性事件，其中最令人担忧的是脑栓塞。发生心房颤动时，心房是以300～600次/分钟的速度快速颤动，这就是说心房做不到有效地收缩使血液快速通过。因此，很多滞留的血液瘀滞在心房中，在某些状态下容易结成血凝块，就好像在流速缓慢的河段会出现泥沙淤积河道一样。

一旦血块形成，又被血流冲刷脱落，血块就会随着大血管流到全身，随之堵塞外周动脉，造成相应器官的缺血及坏死，称为"血栓栓塞性事件"。这其中最严重的情况就是造成脑栓塞。患房颤的患者，发生脑栓塞的风险是非房颤患者的5倍。对于瓣膜性心脏病合并房颤的患者，发生脑栓塞的风险高20倍。

6. 达比加群的相关问题汇总

心房颤动可以引起卒中、痴呆、心力衰竭等疾病的发生。过去华法林一直是心房颤动和心脏瓣膜病患者发生栓塞的主要治疗药物，但由于其治疗剂量范围窄、监测复杂、并发症严重，限制了其在临床上的广泛应用。新型口服抗凝剂达比加群的出现为解决以上问题提供了新手段。那么房颤患者对达比加群有哪些疑问呢？以下将一一解答。

问

什么是达比加群?

答

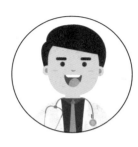

　　达比加群是一种直接凝血酶抑制剂,而传统经典的抗凝药物华法林是间接凝血的抑制剂。达比加群以浓度依赖方式特异性阻断凝血酶活性,改变血液的高凝状态,防止血栓形成,长期口服能预防中风、心梗、静脉血栓等血栓栓塞性疾病。达比加群与通过肝脏CYP450酶系代谢的药物无相互作用,也不需要监测INR(国际标准化比值)。

问

是不是所有房颤患者都可以服用达比加群?

答

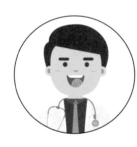

　　不是所有房颤患者都可以服用达比加群。因风湿性心脏病二尖瓣狭窄,尤其是中重度狭窄患者并发房颤,或做过换瓣手术需要口服抗凝药物的患者,只能服用华法林预防栓塞。房颤合并严重肾功能不全的患者,因出血风险大,也应该慎用或减量。

达比加群应该怎样服用?

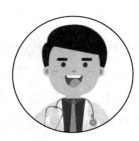

　　达比加群口服方案大多推荐患者按照150mg每天2次给药；对于出血风险较高的患者则按110mg每天2次给药。简单说来，对于一些70岁以上的患者尽量选择110mg每天2次的口服方案比较稳妥。为减少其消化道的不良反应，建议口服时多饮水，且与食物同时服用。为稳定其生物利用度，达比加群不能打开胶囊，而是要与胶囊一同口服。

忘了吃药应该如何补救?

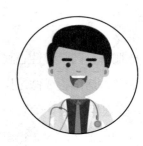

　　达比加群半衰期短，停药后12～24小时抗凝作用就会明显下降，忘记吃药后可能使血药浓度明显降低，从而不能达到预防栓塞的目的。忘记吃药后如果距下次服药时间大于6小时，可补服一次；若距下次服药时间小于6小时，则当次不需服药，下次服药时按正常剂量服用；若不确定是否服药，则直接按下次服药时间服用即可。

问

服用达比加群期间需要如何监测？

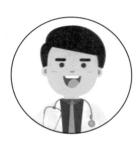

答

达比加群的监测方案较华法林的监测方案简单易行，比较省心。每年监测1次血红蛋白及肝、肾功能，每3个月监测1次尿、便潜血。达比加群最主要的不良反应是胃肠道反应和各种出血，最常见的是胃肠道出血、鼻出血、泌尿生殖系统出血、贫血等。所以患者口服达比加群期间一定要注意自己的出血倾向，发现情况及时复诊。

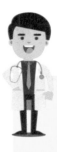

小贴士

服用达比加群期间绝对不能同时使用酮康唑、决奈达隆、伊曲康唑、他克莫司及环孢菌素。由于达比加群酯是P-糖蛋白的底物，而酮康唑、决奈达隆、伊曲康唑是它的抑制剂，会增加血浆中达比加群酯的浓度，从而影响疗效；他克莫司和环孢菌素也有类似的作用。

7. 什么是射频消融手术？

射频能量是一种低电压高频（30KHz～1.5MHz）电能。射频消融仪通过导管头端的电极释放射频电能，在导管头端与局部心肌内膜之间电能转化为热能，达到一定温度（40～96℃）后，使特定的局部心肌细胞脱水、变性、坏死（损伤直径7～8mm，深度3～5mm），改变心肌的自律性和传导性，从而使心律失常得以根治。操作过程不需全身麻醉。

8. 射频消融手术适合哪些疾病？

射频消融手术主要针对快速性心律失常，以下心律失常需要进行射频消融手术。

1 预激综合征合并房颤或快速性心律失常。成功率达90%以上。

2 房室折返性心动过速、房室结折返性心动过速。成功率高。

3 发作频繁、心室率不易控制的心房扑动。成功率高。

4 无器质性心脏病证据的室性心动过速反复发作，或者发作时伴有血流动力学不稳定。成功率70%。

5 某些条件下的心房颤动，如阵发性房颤，没有明显的器质性心脏病的持续性房颤。成功率达70%以上。

9. 起搏器是如何工作的?

起搏器的工作原理是在需要的时候向心脏发出微小的电脉冲。起搏电极导线由绝缘导线组成，负责向心脏传送微小电脉冲，刺激心脏跳动，使之激动和收缩，即模拟正常心脏的冲动形成和传导来治疗缓慢性心律失常。心脏起搏器的植入通常在导管室中完成，手术需1~2小时，术后需在医院住院1周左右，主要是观察病情和等待拆线。

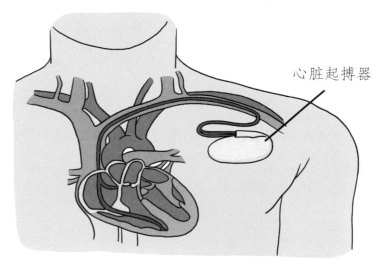

心脏起搏器

心脏起搏器系统

10. 起搏器有哪几种?

临床上最常使用的起搏器分型是根据电极导线植入的部位和所起搏心腔的数目来分型的，主要有单腔起搏器（常见的有VVI起搏器和AAI起搏器）、双腔起搏器、三腔起搏器、四腔起搏器四大类。不同的起搏器类型针对不同原因的心律失常，手术医生会根据患者具体的病情加以选择。

11. 哪些疾病需要安装起搏器?

1 伴有临床症状的房室传导阻滞的患者。

2 病窦综合征显示的心动过缓、窦性停搏，或者伴有以上症状的患者。

3 长时间使用抗心律失常的药物，病情需要不能停用药物，但是使用药物会导致患者心跳特别慢。

4 虽然没有明显症状，但是心率平时小于每分钟35次，心脏跳动的间歇大于3秒的患者。

5 伴有症状的束支—分支水平阻滞，间歇发生Ⅱ度Ⅱ型房室阻滞的患者。

6 急性心肌梗死出现传导阻滞，待心肌梗死恢复后传导阻滞没有恢复的患者。

7 心脏手术之后出现高度传导阻滞，经过4周左右的观察和恢复，仍然没有恢复迹象的患者。

12. 安装起搏器后需要注意哪些事项？

众所周知，安装了起搏器的患者不能进行核磁检查，但目前已经开始应用核磁兼容起搏器了，只是价格要贵许多。还有许多注意事项也是需要患者及其家属注意。

1 植入起搏器后的最初1~3个月要避免剧烈运动，如踢足球、打篮球等对抗性运动。一般的日常活动不受影响，如散步、慢跑等。

2 患者注意培养至少每天早、晚各测1次脉搏的习惯，若比原脉搏心率少60次/分以上，或感到胸闷、心悸、头晕及其他不适，应立即到医院心律失常专科复诊。

3 起搏器植入侧的上肢要避免大幅度活动，以免起搏器的脉冲发生器或电极导线发生移位，同时植入侧的手臂避免做剧烈活动及负重。

4 避免磁铁靠近起搏器，包括磁疗保健设备。

5 植入起搏器的患者，应远离电台发射站、电视发射台、转播车、发射机、雷达、马达、内燃机、高压电场、变压器、发电厂的发电车间、电弧焊接、医院的磁共振仪等强磁场和强电场。

6 尽量避免手机靠近起搏器，打手机时最好使用对侧手，并使手机与起搏器的距离保持在15cm以上。

7 当起搏器受到低频震动时（如打开引擎盖修理汽车发动机、驾驶摩托车或乘坐剧烈颠簸的汽车），可能使起搏器感知功能出现异常，应注意避免。

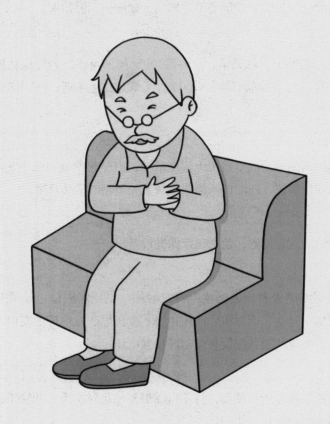

第六章

这些心血管疾病
也不容忽视

　　心血管疾病有很多类型，前面为大家详细讲解的是最常见的几种心血管疾病。

　　本章将简单为大家介绍其他几种心血管疾病，它们虽然不太常见，但一旦患病不容易治愈，可能会伴随患者一生，影响患者的生活。让我们一一来了解这些心血管疾病吧！

心肌炎

1. 什么是心肌炎?

心肌炎是指心肌局限性或弥漫性的急性或慢性炎症性病变。据相关统计，幼儿时期心肌炎的发病率为1%左右，成人期为0.4%左右，且多数为普通型，病情较轻且多有自限性；极少数为暴发性心肌炎，占心肌炎总数的5%左右，暴发性心肌炎病情危重，病死率高达80%。

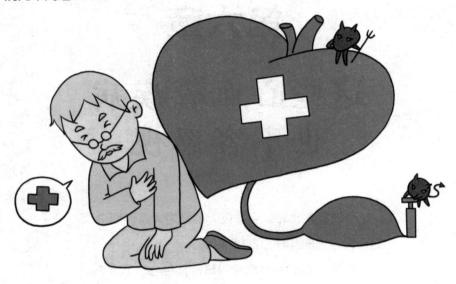

心肌炎的诊断以临床表现、心肌组织活检、免疫学检查及心脏磁共振为基础，后者可以显示心肌水肿，在诊断性检查中的实用性日益突出。心肌炎的治疗通常为对症及辅助支持治疗，尤其是病毒性心肌炎，因其为自限性疾病，主要是针对临床表现进行相关处理。

心脏受累的症状可表现为胸闷、心前区隐痛、心悸、气促等。有一些病毒性心肌炎是以一种与心脏有关或无关的突出症状为主要或首发症状的：以心律失常为主诉和首发症状；少数以突然剧烈的胸痛为主，而全身症状很轻，此类情况多见于病毒性心肌炎累及心包或胸膜者；少数以急性或严重心功能不全症状为主；极少数以身痛、发热、少尿、昏厥等全身症状严重为主，心脏症状不明显。

2. 心肌炎有哪些类型？各有什么特点？

中毒性心肌炎

毒素或毒物所致的心肌炎称为中毒性心肌炎。白喉、伤寒、菌痢等感染性疾病，某些生物毒素（如蛇毒、毒蕈、河豚等），某些药物或化学物质（如奎尼丁、锑剂、有机磷、铅等）均可引起心肌炎。中毒性心肌炎往往是全身中毒的一部分表现。

病毒性心肌炎

病毒性心肌炎由多种病毒感染引起，其中以柯萨奇病毒B群最常见，水痘、EB病毒也可引起。病毒感染后直接侵袭心肌所引起的心肌炎多见于儿童，病毒感染后的自身免疫反应所致的心肌炎多见于青少年。

细菌性心肌炎

细菌性心肌炎由细菌直接感染、或细菌产生的毒素对心肌直接作用、或细菌产物所致的变态反应而引起，致病菌以葡萄球菌、链球菌及肺炎球菌为主。

免疫反应性心肌炎

免疫反应性心肌炎见于一些变态反应性疾病，如风湿病、类风湿性关节炎、系统性红斑狼疮、结节性多动脉炎等，指心肌细胞与抗原物质接触后发生的不正常的免疫反应，导致心肌细胞损伤及功能紊乱。

寄生虫性心肌炎

寄生虫性心肌炎包含由鼠弓形虫感染引起的弓形虫性心肌炎和由原虫枯氏锥虫感染引起的恰加斯病。前者因为弓形虫侵入心肌细胞后很快繁殖，形成集合体，心肌细胞很快破裂，病原体进入周围组织，约半数患者因心力衰竭而死。后者则是引起灶状或多发性心肌坏死，周围有淋巴细胞、单核细胞浸润，心腔扩张，心室壁变薄，常形成室壁瘤，病情严重，死亡率高。

3. 感冒会诱发病毒性心肌炎吗？

病毒性心肌炎是一种比较常见的心血管疾病。常出现在冬春季节，多发于儿童和青少年，男性多于女性，近年来，小儿发病率升高，已成为危害我国儿童健康的常见病。

很多情况下，病毒性心肌炎是由于感冒后病毒直接侵犯心脏而损害心肌，更为直接的原因是病毒感染之后动员起来的免疫差错造成的心肌损害。

引起病毒性心肌炎的病毒有很多，最常见的是一种被称为"柯萨奇"的病毒，其他还有流感病毒、肠道病毒、腮腺炎病毒等。这些病毒具有"嗜心"性，对心肌细胞有很强的亲和力，主要通过血流侵犯心脏，引起心肌细胞的炎性改变或继发性损伤。这时患者就会出现胸闷、气短、心悸，严重者甚至危及生命。

4. 心肌炎患者在做运动锻炼时需要注意什么？

适当的体育运动有助于增强心脏功能，促进心肌炎患者康复。轻型心肌炎患者，在退热、心率和心律恢复正常及心脏功能改善后，可参加10～30分钟的有氧运动，如步行。步行时应掌握适宜的强度，可根据身体情况规定步行速度和距离。锻炼3个月后，如果步行时的心率能达到本人最大心率的65%（最大心率=220-年龄），则还可以参加一些其他自己感兴趣的缓和的有氧运动，如游泳、骑自行车、做体操等，但是一定要注意循序渐进。运动前应做5～10分钟的准备活动，以预防因突然用力活动对心脏的应激作用。运动后还应有5～10分钟的整理运动，以避免因突然停止运动可能引起的头晕虚脱症状。

此外，心肌炎患者可在心脏康复医生的指导下进行四肢肌肉力量的锻炼，做短时间和轮流交替的体操、哑铃、拉力器等运动，不过要避免做屏气动作，因为屏气后胸腔内压力增加，回心血量减少，心功能随之受到影响。大约半年后，还可在耐力、力量、速度逐渐增加的基础上，进行一些有氧运动专项训练，如距离不太长的跑步等。但不能进行高强度的训练和比赛，也不宜进行力量型的举重、摔跤等，以防止因身体过劳而引起病情复发。

5. 预防心肌炎有哪些措施?

病毒性心肌炎一经确诊,就须卧床休息并进行治疗,吃易消化、富含维生素和蛋白质的食物,并针对病因进行药物治疗。若能重视预防,采取措施提高机体免疫力,则可有效预防病毒性心肌炎的发生。

劳逸结合

合理分配工作、学习与体育锻炼的时间比例,提倡早锻炼,保证充足的睡眠,劳逸结合。

营养搭配

日常饮食以粗粮、新鲜蔬菜和瘦肉为主,也可适当多吃些水果,纠正偏食的不良习惯。

注射流感疫苗

通过注射疫苗获得对流感的免疫力,可有效地防止在气候多变的春秋季节患病毒性感冒。由于流感病毒的种类变异比较频繁,所以流感疫苗的研制是与实际病毒的不断变异相适应的。流感疫苗制剂有时效性,必须定期注射新型疫苗,才能有效地产生持久免疫力。一般宜在初秋时节进行疫苗注射,可在12个月内有效防止罹患流感。

6. 心肌炎患者服用药物应注意的不良反应

心肌炎反复发作的患者,长期服用激素,要注意观察毒性和不良反应,如高血压,胃肠道消化性溃疡、穿孔、出血等。心肌炎患者对洋地黄制剂极为敏感,易出现中毒反应,应严格掌控用药剂量。

心力衰竭

1. 什么是心力衰竭?

如果把健康的心脏比喻成一匹骏马,那么心力衰竭情况下的心脏就是一匹病马,是因极度衰竭而失去奔跑能力、不能再奔跑的病马。

心力衰竭是各种心脏病的终末期阶段,心脏作为全身供血的血泵发生机械损害或功能障碍时,心肌已经没有能力把足够的血液输送出去,以致全身各个器官发生缺血缺氧,同时代谢废物堆积。

2. 心力衰竭有哪些类型? 各有什么特征?

因为心力衰竭发生的机制主要由收缩功能障碍或舒张功能障碍引起,所以可以分为收缩功能障碍引起的心力衰竭和舒张功能障碍引起的心力衰竭。还有其他分类方式,对临床治疗均有意义。

表 6.1 心力衰竭的分类及特征

分类依据	病症	特征
根据心脏的受损部位分类	左心衰竭	主要是左心室搏出功能障碍,多见于冠心病、高血压、主动脉瓣狭窄或关闭不全、二尖瓣关闭不全等
	右心衰竭	主要是右心室搏出功能障碍,见于肺心病、右房室瓣(三尖瓣)或肺动脉瓣的疾病,并常继发于左心衰竭
	全心衰竭	左、右心都发生衰竭称为全心衰竭。一般来说,持久的左心衰竭可使右心负荷长期加重而导致右心衰竭。心肌炎、心肌病等病变如发生于全心,亦可引起全心衰竭

(待续)

表 6.1　（续）

根据发病的速度分类	急性心力衰竭	发病急骤，心排血量急剧减少，机体来不及充分发挥代偿作用，常伴有心源性休克
	慢性心力衰竭	患者长期处于一种持续的心力衰竭状态，并伴有静脉瘀血和水肿
根据心力衰竭时心排血量的高低分类	低排血量性心力衰竭	常见于冠心病、高血压、心肌病、心脏瓣膜病等。此种患者在基础状态下心排血量低于正常
	高排血量性心力衰竭	继发于代谢增高或心脏后负荷降低的疾病，如甲状腺功能亢进症、贫血、维生素B_1缺乏病（脚气病）、动静脉瘘等

3. 哪些疾病会导致心力衰竭?

　　心力衰竭的病因既可以由心脏本身的疾病引起，也可以由心脏以外的原因引起。心脏本身的原因包括心包、心肌、心内膜、心脏瓣膜、冠状动脉、大血管的损害等。心脏以外的原因包括高龄、高血压、糖尿病、代谢性疾病等，可以最终累及心脏而引起心力衰竭。

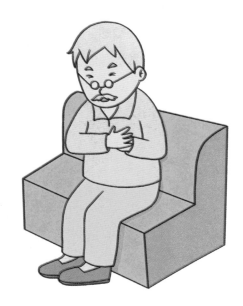

4. 如何有效治疗心力衰竭?

患者一旦发生心力衰竭,相当于踏上了一条不归路,目前所有的治疗措施只能延缓心力衰竭的进程,逆转的可能极小,因此,建议一旦诊断为心力衰竭请及时到专业医院就诊,做好对于心力衰竭病因及诱因的防治是有效治疗心力衰竭的最佳方法。

常用的药物有利尿剂,可减轻心脏负担;血管紧张素转换酶抑制剂,可逆转心肌重塑; β受体阻滞剂,可减少心脏做功;洋地黄类药物,可增加心肌收缩力。同时还有抗凝、抗血小板聚集治疗。

对于特殊的一类心力衰竭,可以通过心脏再同步化治疗(CRT),又称"双心室起搏",可明显改善患者的心脏功能,是心力衰竭治疗史上一个里程碑式的突破。

5. 为什么睡觉打鼾的人更容易患心力衰竭?

打鼾俗称"打呼噜",是由于呼吸过程中气流高速通过上呼吸道的狭窄部位时,振动气道周围的软组织发出声音而引起的。研究发现,打鼾者呼吸暂停时可造成全身缺氧,心肌对缺氧更为敏感,因此平时经常打鼾的人更容易发生心力衰竭。睡觉时暂时停止呼吸可能会导致永久停止呼吸。在导致心力衰竭方面,打鼾的严重性甚至相当于吸烟和糖尿病。因此,医学专家提出忠告,如果一周以内打鼾的次数超过三次,就有必要去医院接受治疗。

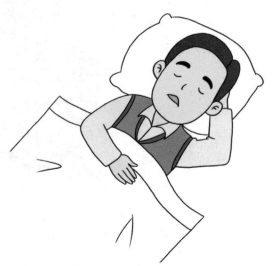

6. 心力衰竭患者日常生活中需要注意什么？

先讲一下心功能分级。这一方案由纽约心脏病协会于1928年提出，因操作简单，临床上沿用至今。

Ⅰ级：患者有心脏病，但日常活动量不受限制，一般体力活动不引起过度疲劳、心悸、气喘或心绞痛。Ⅱ级：心脏病患者的体力活动轻度受限，休息时无自觉症状，一般体力活动引起过度疲劳、心悸、气喘或心绞痛。Ⅲ级：患者有心脏病，以致体力活动明显受限，休息时无症状，但小于一般体力活动即可引起疲劳、心悸、气喘或心绞痛。Ⅳ级：心脏病患者不能从事任何体力活动，休息状态下也出现心力衰竭症状，体力活动后加重。

合理安排作息。心功能Ⅲ级的患者，一天内大部分时间应卧床休息，并以半卧位为宜。在病情得到控制后，可稍微下床活动和自理生活，适当进行户外散步，减少由于长期卧床引起的下肢栓塞、肺部感染和体力、精力日益衰退等问题，这有助于身心健康。心功能Ⅳ级的患者，必须绝对卧床，避免任何体力活动，以减轻心脏负担。

重度心力衰竭、明显水肿或年老体弱的患者，容易产生下肢静脉栓塞、肢体萎缩、肺炎、压疮等。原则上不能移动患者，必要时可轻轻地调换床单及衣服。痰不易咳出时，可适当采取侧体位引流。

心力衰竭患者要限制盐的摄入，强调低盐饮食，防止水在体内潴留，导致水肿和心脏负担加重。食物以高热量、高蛋白、多维生素、易消化为宜。注意少食多餐，因为进食过饱会增加心脏负担，诱发心力衰竭。

冠状动脉心脏病、高血压心脏病和肥胖者宜选用低脂及低胆固醇饮食，严禁烟酒和刺激性食物，控制水分摄入。

要经常注意心律和心率的变化。对正常窦性心律患者，用测脉率即可；有心房颤动的患者，可通过听诊器来测量心率。发觉病情有异常变化，应立即送医院治疗。

心力衰竭患者应避免过度劳累和精神刺激，要节欲或避孕，病情严重者应遵医嘱暂缓妊娠，以防止心力衰竭发作。

心力衰竭是心脏病的危重表现。心脏病的重要特点是病情变化快，且容易引发并发症导致突然死亡，故必须严密观察病情。如出现急性心力衰竭症状——突然呼吸困难，不能平卧，或出现急性肺水肿症状——气急、发绀、粉红色泡沫状痰、两肺布满湿性啰音，应及时送医院抢救。家属应学会识别上述症状。

风湿性心脏病

1. 什么是风湿性心脏病?

  风湿性心脏病(简称"风心病"),是指由于风湿热活动累及心脏瓣膜而造成的心脏瓣膜病变。表现为二尖瓣、三尖瓣、主动脉瓣中有1个或几个瓣膜狭窄和(或)关闭不全。临床上狭窄或关闭不全常同时存在,但常以1种为主,狭窄更常见。

  患病初期常常无明显症状,后期则表现为心慌气短、乏力、咳嗽、下肢水肿、咳粉红色泡沫痰等心功能失代偿的表现,超声心动图可以确诊。随着医疗条件的改善,我国风湿性心脏病的发病率已经明显降低。

2. 风湿性心脏病的典型症状是什么?

  由于心脏瓣膜发生病变,使得心脏在运送血液的过程中出现问题,如瓣膜狭窄使得血流阻力加大,为了射出足够的血液,心脏则更加费力地舒张和收缩,这样使得心脏工作强度加大,效率降低,心脏易疲劳,久而久之造成心脏肥大。当二尖瓣狭窄到一定程度时,由于左心房压力的升高,导致肺静脉和肺毛细血管压力升高,形成肺瘀血,肺瘀血后容易引起呼吸困难、咳嗽、咯血、声音沙哑、吞咽困难等症状。

二尖瓣狭窄

  风湿性心脏病中单纯二尖瓣狭窄占25%,二尖瓣狭窄伴关闭不全占40%。典型症状为呼吸困难,多由肺静脉高压、肺瘀血引起。早期多在运动、发热、妊娠等心排血量增加时出现,轻微活动甚至静息时即可出现呼吸困难。由于二尖瓣狭窄,左心房扩大明显,出现房颤,肺静脉压升高,支气管静脉破裂可致咯血症状。阵发性房颤时心率加快,亦可诱发呼吸困难。

二尖瓣关闭不全

风湿性心脏病占全部二尖瓣关闭不全的1/3，这类患者的血流在二尖瓣的两端（左房和左室）间反复流出，增加左房压和左室压，可以出现左心衰的表现。轻者无症状，病情加重时呼吸困难、乏力、心悸，或见咯血、胸痛。

主动脉瓣狭窄

单纯主动脉瓣狭窄的患者比较少见，多与关闭不全或二尖瓣病变同时存在。主动脉瓣的狭窄导致左心室射血受阻，左心室肥厚，需血量增加，易出现心绞痛；主动脉瓣狭窄还易使心排血量降低，脑供血不足会出现眩晕或晕厥等症状。60%有症状患者常由运动诱发，休息后缓解。后期出现左心衰竭的症状，如呼吸困难、多汗、心悸等。

主动脉瓣关闭不全

当主动脉瓣关闭不全时，心脏排到主动脉的一部分甚至大部分血液倒流回左心室，增加左心室的负荷，久而久之，出现左心衰竭的表现。早期无症状，或仅有面色苍白、心悸、劳累时气促、心前区不适感和头部动脉搏动感；晚期可出现呼吸困难、咯血、咳嗽，少数患者有心绞痛。

3. 风湿性心脏病患者应该警惕脑卒中吗？

脑卒中即急性脑血管疾病，或称"中风"，风湿性心脏病是造成脑栓塞（缺血性中风）的主要原因之一，占40%～90%，且容易复发。脑栓塞平均发病年龄较脑血栓形成低，其主要特征是在数秒或数分钟内症状发展到高峰，是所有脑血管疾病中发病最快的。

这是因为心脏赘生物或附壁血栓反复脱落，进入血液循环，引起了脑部血管阻塞；同时由于

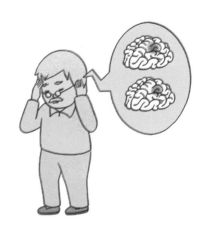

风湿性心脏病合并心功能不全，心脏排血量减少，脑部血量灌注不足，脑部缺血导致脑血栓形成。所以，如果风湿性心脏病患者做心脏B超检查时查出心房、心室扩大或有附壁血栓，应尽可能在医院做溶栓治疗，以防血栓脱落发生脑卒中。

4. 怎样有效预防风湿性心脏病?

要预防风湿性心脏病，应着重预防风湿热的发生，去除心脏瓣膜病发病的诱因。即使瓣膜损害已经形成，也应积极控制和预防风湿活动，控制症状，改善心功能，以免病变加剧。

防治链球菌感染

要注意居住卫生，对猩红热、急性扁桃体炎、咽炎、中耳炎、淋巴结炎等急性链球菌感染，应予积极彻底的治疗，以避免风湿热发作。风湿热的反复发作，会加重心脏瓣膜的损害。

不做剧烈活动

应定期门诊随访，房颤的患者不宜做剧烈活动；有心衰症状的患者应节制性生活；在适当时期要考虑进行外科手术治疗，具体方案应由医生根据具体情况而定。

合理饮食

心功能不全者饮食中适量限制钠盐，每日以5g以下为宜，切忌食用盐腌制品。减少高脂肪饮食；控制水分的摄入，少饮饮料；服用利尿剂者应吃些水果，如香蕉、橘子等；戒刺激性饮食和兴奋性药物。

劳逸结合

患者症状不明显时可适当做些轻体力劳动，适当的运动和体力劳动可增强心脏的代偿能力。患者伴有心功能不全或风湿活动时应绝对卧床休息，一切生活活动均应由家人协助。

5. 如何治疗风湿性心脏病？

风湿性心脏病中单纯二尖瓣病变占46.7%，所占比例最高，然后依次为二尖瓣合并主动脉瓣、单纯主动脉瓣、三尖瓣和肺动脉瓣病变。

病变主要是瓣膜的边缘和基底部发生水肿、渗出，并逐渐扩大到瓣膜全部，甚至累及腱索和乳头肌，使瓣膜交界区的瓣叶融合、腱索融合与缩短，以及瓣叶的纤维化、僵硬、卷曲与钙化，从而导致瓣膜开口狭窄或关闭不全等。

这种瓣膜损伤是药物无法治疗的，必须通过手术更换人工瓣膜才能达到治疗的目的。患慢性风湿性心瓣膜病而无症状者，一般不需要手术；有症状且属手术适应证者，可选择手术治疗。风湿性心脏病越早治疗越好，不然会有多种严重并发症。大多数情况下手术是最好的根治方法。

6. 风湿性心脏病女性患者适宜妊娠吗？

风湿性心脏病女性患者能否耐受妊娠、分娩和产褥期的考验，取决于风湿性心脏病瓣膜病变的种类、病变的程度、心功能状况、有无并发症、医疗条件等多种因素。

--- 可以妊娠的情况 ---

心脏瓣膜病变轻，心功能Ⅰ、Ⅱ级无明显心功能不全症状的患者可以妊娠，并尽可能争取在年轻时生育，因为心脏代偿功能会随年龄增长而降低。

--- 不宜妊娠的情况 ---

心功能Ⅲ、Ⅳ级的二尖瓣狭窄的患者，由于妊娠后期心肺血流量增加较多，心功能不全的患者不能承受，故不宜妊娠。心脏病加重，心功能Ⅲ级以上，或虽为Ⅰ、Ⅱ级但过去有心力衰竭史，年龄在35岁以上者；或曾有妊娠、分娩时有心力衰竭史者，都不宜妊娠。

风湿性心脏病有肺动脉高压、慢性心房颤动、高度房室传导阻滞，并发细菌性心内膜炎者，孕产期心力衰竭或休克发生率高，皆不宜妊娠。

注：患者是否可以妊娠仍需由临床医生就诊后决定，以上内容仅供参考。

肺源性心脏病

1. 什么是肺源性心脏病?

    肺源性心脏病（简称"肺心病"）。是由于支气管—肺组织或肺动脉血管病变导致肺动脉高压，进而使右心肥厚、扩大，伴或不伴有右心衰竭的心脏病。

    根据起病缓急和病程长短，可分为急性和慢性两类。临床上慢性肺心病多见。本病发展缓慢，临床上除原有肺、胸疾病的各种症状和体征外，逐步出现肺、心衰竭及其他器官损害的征象。

2. 肺源性心脏病的典型症状是什么?

功能代偿期

    患者都有慢性咳嗽、咳痰或哮喘病史，逐步出现乏力、心悸、气促、劳动耐力下降。体检时有明显肺气肿表现，包括桶状胸、肺部叩诊呈过度清音、肝浊音上界下降、心浊音界缩小甚至消失。

功能失代偿期

    肺组织损害严重可引起缺氧，二氧化碳潴留，进而导致呼吸衰竭和（或）心力衰竭。

    呼吸衰竭：缺氧早期主要表现为头晕、心悸、胸闷等。病变进一步发展时发生低氧血症和高碳酸血症，可出现各种精神神经障碍症状，称为"肺性脑病"，表现为头痛、头胀、烦躁不安、语言障碍，并有幻觉、精神错乱、抽搐、震颤等。

    心力衰竭：多发生于急性呼吸道感染后，因此常伴有呼吸衰竭，患者出现气喘、心悸、少尿、上腹胀痛、食欲减退、恶心、呕吐等右心衰竭症状。可出现各种心律失常，特别是房性心律失常，病情严重者可发生休克。

3. 如何治疗肺源性心脏病?

── 急性加重期 ──

控制感染: 参考痰细菌培养及药物敏感试验选择抗生素。原则上选用窄谱抗生素为主, 选用广谱抗生素时必须注意可能的继发真菌感染。

氧疗: 通畅呼吸道, 纠正缺氧和二氧化碳潴留。

控制心力衰竭: 一般在积极控制感染、改善呼吸功能后心力衰竭便能得到改善。患者尿量增多, 水肿消退, 肿大的肝缩小、压痛消失。不需加用利尿剂, 但对治疗后无效的较重患者可适当选用利尿、强心或血管扩张药。

控制心律失常: 一般心律失常经过治疗肺心病的感染、吸氧后可自行消失。如果持续存在, 可根据心律失常的类型选用适合的药。

── 缓解期 ──

这一时期的治疗目的是增强患者的免疫功能, 去除诱发因素, 减少或避免急性加重期的症状, 逐渐使心肺功能得到恢复。

4. 肺源性心脏病患者怎样锻炼自己的呼吸肌?

锻炼呼吸肌可以改善心肺呼吸功能, 减少呼吸困难的程度。每天锻炼两次, 每次锻炼10~20分钟, 只要坚持, 一定会收到效果。

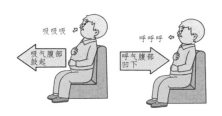

（1）腹式呼吸: 腹式呼吸的锻炼方法可采取坐位或仰卧位, 吸气时尽量挺腹, 胸部不动; 呼气时腹部内陷, 尽量将气体呼出。呼吸须按节律进行, 吸与呼时间比为1:2或1:3。

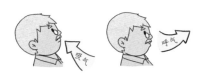

（2）缩唇呼吸: 用鼻吸气, 用口呼气。呼气时口唇收拢, 做吹口哨样, 胸向前倾, 要求深吸缓呼, 不可用力。每分钟进行7~8次。

5. 肺源性心脏病患者如何日常保健？

口腔健康要重视

　　肺心病患者口腔中常有较多的有害细菌，会加大肺部感染的机会，导致肺心病的急性发作。因此，肺心病患者对口腔卫生千万不可掉以轻心，可常用银花藤熬水漱口刷牙，清除口腔内的致病源。

用温水洗漱，保持室内空气流通

　　过热或过凉的水都会刺激皮肤、口腔，引起皮下血管和咽喉部神经血管的收缩，从而影响患者的康复。用30%～35%的开水兑成的温水洗脸、漱口。

　　此外，大部分人夜间睡眠通常都会关闭窗户，夜晚室内空气流通不佳，积存的二氧化碳较多，不利于患者的康复。冬季的时候，有的家庭会在卧室里烧炭火，由此导致空气更加混浊，尤其是缺乏排气管时。因此，出于对肺心病患者的健康考虑，每天早上都应打开窗户，以换进新鲜空气。

运动要循序渐进

　　肺源性心脏病患者的运动一定要从强度低的轻微柔和的运动开始。重症肺源性心脏病患者只能从散步开始，运动前数呼吸次数和脉搏，步行百步后再数，如果呼吸超过30次/分，脉搏超过100次/分，须立即终止运动。坚持1周后，如果呼吸、脉搏减弱，再增加步行距离50步，如无不适，以后每周每次增加50步，直到每次步行1千米没有任何不适。坚持数周后，考虑增加太极拳项目。其他活动也要循序渐进，以此类推。

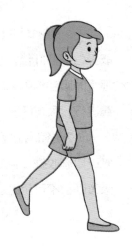

6. 肺源性心脏病患者如何度过冬天?

肺心病是由慢性肺部疾病引起的右心衰竭,病根在肺,恶果却在心。冬季气候寒冷,是肺心病容易复发或病情加重的季节。因此,肺心病患者做好防护对安全过冬尤为重要。

防止上呼吸道感染。肺心病急性发作多由上呼吸道感染诱发。因此,凡有肺心病或慢性支气管炎的患者,都应严防上呼吸道感染。平时要加强锻炼,多到户外空气新鲜的环境中进行呼吸运动,增加肺活量,增强机体免疫力。

减轻心脏负担。肺心病加重期有25%~70%的患者发生心力衰竭,是肺心病死亡的重要原因。患者应绝对卧床休息,不能平卧,可取半坐位或前倾坐位,周围用被子垫好,使患者感到舒服、不疲劳。

保持呼吸道通畅。通气障碍是肺心病加重的主要因素。痰咳不出会加重呼吸道阻塞;蒸气的吸入有利于润湿呼吸道,稀释稠痰,以利咳出;或用吸痰器不断将痰液吸出,保持呼吸道通畅。

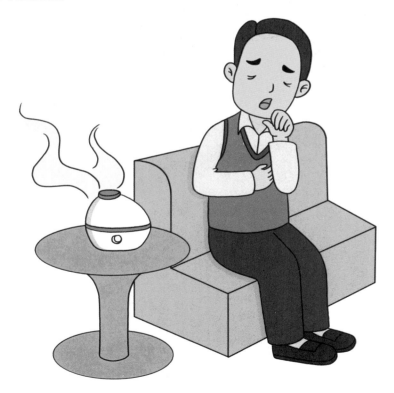

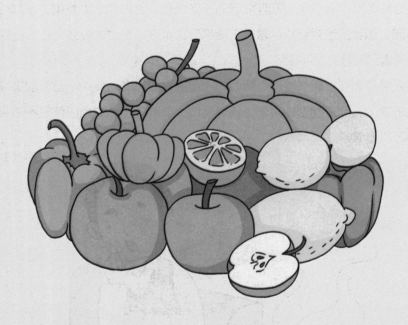

第七章

科学饮食，
远离心血管疾病

我们每天的生活都离不开饮食，吃得好，吃得正确，可以保证身体的健康。但如果饮食习惯不佳，或摄入食物不当，那么将对我们的健康造成威胁，真正是"病从口入"。

正如高血压患者应少摄入高盐的食物一样，许多高血压患者或潜在高血压患者在每日饮食中没有将口味调整过来，依然保持"重口味"饮食。这样即使患者坚持服药，血压也很难降至正常。中医鼻祖扁鹊曾表示过，"衣食不能适"者不可治，强调日常起居饮食对健康的影响之大。因此，心血管疾病的患者不仅要重视药物治疗，在生活饮食上更要做好调整。

严格遵守饮食原则

1. 牢记于心的每日饮食原则

人体所需的营养物质几乎都是从食物中获得的，饮食结构合理、营养均衡，对预防心血管疾病意义重大。以下饮食方案，大家可以根据自己的实际情况，合理地选择并做适当调整。

1	每日吃3~5顿，少量多餐，每餐七八分饱，并注意粗细搭配、荤素搭配。
2	每日宜摄入主食300~400g，消瘦和肥胖的人群应适当增减。
3	每日食用蔬菜350~400g，水果100~150g，种类要多。
4	经常吃适量的瘦肉、鸡蛋、鱼肉、豆腐等高蛋白食物。
5	每日饮用1袋牛奶或酸奶，补充钙质。
6	吃清淡少盐的食物。

2. 控制总热量的摄入

摄入的总热量过多，超过人体的消耗，必然会以脂肪的形式蓄积于体内，最终造成肥胖。由于肥胖会加重心脏负担，还容易造成高胰岛素血症和高脂血症，因此，肥胖是诱发心血管疾病的重要因素。

保护心血管，控制总热量的摄入很有必要。要做到控制主食，限制糖、甜食和油炸食物的摄入量，以低糖、低脂肪、低胆固醇食物为宜。饮食宜清淡，多吃富含膳食纤维和维生素的新鲜蔬菜和水果。

3. 控制脂肪的摄入量

脂肪不仅能提高食品的香气和味道，还能激活胃内产生饥饿素，促进食欲，因此控制脂肪的摄入"知易行难"，但对于心血管疾病患者，为了长久的健康，必须迎难而上。心血管疾病患者在饮食上需要注意，膳食中的总脂肪量应小于总热量的30%，饱和脂肪酸应小于总热量的10%，胆固醇应小于300mg/d。

人体的脂肪分为饱和脂肪酸和不饱和脂肪酸，不饱和脂肪酸中的多种成分人体不能合成，必须从食物中获取，因此不饱和脂肪酸不可或缺。简单的区分方法是，不饱和脂肪酸在冷藏或冷冻时仍是液体，而饱和脂肪酸冷藏时是固体。因此，烹调菜肴时，最好不要用猪油、黄油、骨髓油等动物油，减少肥肉、动物内脏及蛋类的摄入；最好用含不饱和脂肪酸较高的芝麻油、花生油、豆油、菜籽油等植物油。

4. 吃盐不超标，预防心血管疾病

心血管疾病患者如果摄入过量的食盐，很有可能导致体内钠含量超标，从而加重心脏的负荷，易出现心功能不全的情况。除此之外，还有可能导致体内的小血管收缩，甚至出现高血压或心血管意外的情况，严重者还有可能威胁生命安全。

世界卫生组织推荐每人每天食盐量为5g；中国营养学会推荐，成年人每天食盐摄入量不宜超过6g。6g盐大约相当于用一个去掉胶垫的啤酒瓶盖舀盐，然后用手抹平。已患有高血压的人群则还要减量，以每日3~5g为宜。

有些人口味较重，炒菜时喜欢多加一些食盐或其他调味料，在不知不觉中，人体会摄入过多的盐分。酱油、豆瓣酱、腐乳等调味品中都含有盐，做菜时如果加了这些作料，就要少放或不放盐。火腿、香肠、腌肉等食品中也都含有大量钠盐，心血管疾病患者应少食或不食这些食物。

注意含"隐形钠"的食物

◎1汤匙（10g）酱油含有700～800mg钠，最好选用低钠或少钠的酱油。

◎由于发酵面食都放了碱，而食用碱的主要成分是碳酸氢钠或碳酸钠，因此会增加机体对钠盐的摄入。需要严格忌盐的高血压患者忌用发酵法制作的面食作为主食。

◎含"隐形钠"较高的食物有皮蛋、板鸭、红肠、火腿、豆腐脑、豆腐干、橄榄菜、泡菜等。圆白菜做成泡菜之后，其中的钠可以增加近100倍。

5. "四高"食物不宜吃

高盐食物

摄入食盐过多是所有心血管疾病患者的大忌。过多摄盐可引起机体水钠潴留，加重心脏负担，诱发心功能不全；也可引起小血管收缩，加重高血压。所以，心血管疾病患者要忌食咸菜、腌鱼等高盐食品，注意将每日摄盐量控制在5g以下。

高糖食物

食糖过多，不能完全被机体利用的部分便会转化为脂肪。脂肪会加重心脏负担，且增加血脂和血糖升高的风险，这对心血管疾病患者非常不利，易使高脂血症、动脉硬化等心血管疾病病情加重。

高钾食物

含钾高的食物视情况而定，心血管疾病患者如服用氨苯蝶啶、螺内酯等药物时，应避免过多食用含钾多的食物（因为这两种药物本身是保钾利尿剂），以免引起高钾血症。若服用的是噻嗪类利尿剂，则属于排钾利尿剂，容易造成血钾的丢失，这时可多食用这类食物。

　　高脂食物也不能随便吃，患有心血管疾病的人必须限制高脂肪、高胆固醇食物的摄入量，尤其是动物脂肪、内脏、蛋黄等，否则会削弱调节血脂药物的作用而加重病情。

6. 暴饮暴食，心血管很受伤

　　人的消化系统和血液循环系统运转都是有一定规律的，经常暴饮暴食很容易造成内脏器官负荷过重，引发人体多种疾病，如胃肠道疾病、心血管疾病。经常暴饮暴食对心血管的损害主要体现在以下4个方面。

── 造成肥胖 ──

　　经常暴饮暴食、长期饱食的人容易肥胖，如果运动不足的话，脂肪会越积越多，引发糖尿病、高血压、高脂血症、冠心病等多种疾病。

── 引起动脉粥样硬化 ──

　　经常暴饮暴食会导致体内热量摄入过多，却无法被及时消耗，这会使体内脂肪过剩、血脂增高，久而久之导致动脉粥样硬化。

── 增加血液黏稠度 ──

　　饱餐之后，食物中的脂肪被吸收进入血液循环，使血液黏稠度增加，加重血管堵塞，诱发心律失常、心肌梗死等心血管疾病。

── 加重心脏负担 ──

　　暴饮暴食后，为了充分消化、吸收，血液大量向胃肠道分流，造成心脏供血相对减少、冠状动脉供血不足，可诱发或加重心肌梗死。

　　因此，养成好的饮食习惯非常重要，平时最好吃七八分饱，要少食多餐，并且注意饮食营养均衡。

选对食物，吃出健康

1. 肉类摄取需谨慎

各种畜禽肉、鱼肉等是优质蛋白质、部分维生素和矿物质的良好来源，适量摄取对健康有益。但很多肉类中的脂肪和胆固醇含量高，因此也要谨慎食用。

少吃红肉，多吃白肉

有一种分类是将肉类分为红肉和白肉，红肉指的是烹饪前呈现红色的肉，这是由于肉中含有较多的铁红素的原因，比如猪肉、牛肉、羊肉等，会有丰富的饱和脂肪酸和微量元素；白肉则是指肌肉纤维细腻，脂肪含量低，脂肪中不饱和脂肪酸含量较高的肉类，包括鸡、鸭、鱼、海鲜产品等。营养学家建议，吃肉时应多吃白肉少吃红肉，白肉中鱼肉优于禽肉。

"瘦肉"也含有脂肪，故不宜多吃。畜肉中，猪肉的蛋白质含量低、脂肪含量高，即使是"瘦肉"也含有约28%的隐形脂肪，对心血管健康不利。

鱼肉营养价值高，可以多吃。鱼肉脂肪含量低，而且多为不饱和脂肪酸，对防治心血管疾病大有裨益。鱼肉肉质细嫩，比畜禽肉更易被人体消化吸收。

肉类食用量，每日不宜超过 200g

食肉一定不能过量，尤其是畜肉。畜肉除了脂肪含量高外，还含有嘌呤，嘌呤会在代谢中生成尿酸，尿酸大量聚集会诱发痛风、骨发育不良等疾病。尤其是心血管疾病患者，更要少吃肉类。如果要吃，可在午餐时吃，且每日食用量不宜超过200g。

小贴士

动物的皮脂层（如鸡皮、鸭皮、猪皮）含有较多的脂肪，烹饪畜肉、禽肉前一定要去皮。另外，很多动物内脏胆固醇含量很高，"三高"患者最好不要食用。

2. 摄取对心血管有益的微量元素

镁对心血管具有保护作用，镁可以明显提高高密度脂蛋白，降低胆固醇，还可以保护心肌细胞并参与其代谢。人体如果缺镁，可导致心动过速、心律失常及心肌坏死和钙化。

钙有助于保持血压稳定，血液中钠与钙应该保持一定比例，饮食如果缺钙多钠，容易使血压升高。每日补钙1000～1400mg有助于降低血压。黄豆富含钙元素、镁元素和蛋白质，适合心血管疾病患者食用。

硒对维持心血管系统功能的正常和形态的完整具有重要作用，缺硒可导致心肌和线粒体明显受损，造成心脏功能降低。富含硒的食物有鱼、虾、乳类、动物肝脏、肉类、坚果类（如花生、瓜子）等。

3. 摄入膳食纤维，调脂降糖护肠道

膳食纤维是指一种来自植物且不被人体消化吸收的碳水化合物。膳食纤维能使胃排空时间延长、小肠蠕动增加、食物在小肠的停留时间缩短，从而使能量吸收减少。有些水溶性膳食纤维和木质素能与胆固醇结合，使胆固醇跟随粪便的排出量增加。膳食纤维还能与胆汁盐结合，使体内由胆固醇合成胆汁的活动加强，血脂及血清胆固醇水平因此降低。

膳食纤维主要来自植物性食物，如苹果、香蕉、橘子等，还有韭菜、芹菜、南瓜等，很重要的来源是谷物麸皮，尤其是全谷类的食物中含有膳食纤维的量会更高。

4. 吃蔬果有益心血管健康

蔬果中含有丰富的营养物质，而容易导致肥胖或血脂、血压升高的物质含量相对较少，对心血管有益。

各种新鲜的当季蔬菜要多吃

新鲜蔬菜是维生素的最佳来源，特别是深色蔬菜，如芹菜、黄瓜、西红柿、豆角等，不仅含有丰富的维生

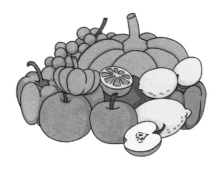

素C和膳食纤维，而且还富含钙、镁、钾等矿物元素。这些营养素对防治高血压、高血脂和改善血糖代谢均有较好的作用。心血管疾病患者每日都要摄入一定量的蔬菜，而且种类要尽量丰富，这样才能达到营养均衡，对控制指标大有益处。

吃水果要量少、种类多

水果酸甜可口、清脆润泽，无论是口感还是视觉都给人以美的享受。而且，大部分水果中含有丰富的维生素、矿物质、胡萝卜素、膳食纤维等，营养较为全面、均衡，有利于维持人体酸碱平衡，降低各种疾病的发生率。另外，某些水果还可以使人保持心情愉快，有助于血压维持正常水平。

心血管疾病患者吃水果的原则是量少、种类多。但要注意，糖尿病患者应在血糖控制理想后再吃水果，而且一次不能吃太多，也不能吃含糖分高的水果。

5. 补充水分要科学

合理补充水分对于心血管疾病患者来说非常重要。如果水分摄入过少，就会导致血容量不足、血液浓缩、血液黏稠度增高，很容易诱发脑血栓。但也并不是说喝水越多越好。喝水过多，尤其是同时摄入过多的盐分，会造成水钠潴留，加重心脏、肾脏的负担，反而使血压升高。

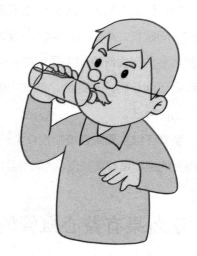

心血管疾病患者要少量多次饮水，每次不要超过200mL，每日饮水量以1200～1500mL为宜，其中晨起、睡前补水很重要。补水要适当，应量出为入，比如干燥的环境和运动量大时需水量会增加，不提倡过于刻板地定时定量饮水。

高血压的发生与水的硬度有密切关系。研究证明，硬水中含有较多的钙、镁离子，它们是参与血管平滑肌细胞收缩的重要调节物质，因此高血压患者要尽量饮用硬水，如泉水、深井水、天然矿泉水等，长期饮用纯净水也是有害的。

不可忽视的烹调细节

在饮食烹调中既要设法保存食物中的营养素，又要尽量做到低油、少盐，无论是烹调方法还是烹调细节都有许多需要注意的地方。多用清蒸、水煮、拌或大火快炒的烹调方式，少用煎炸、烘烤、红烧等烹调方式，避免摄入过多的油脂和盐分。

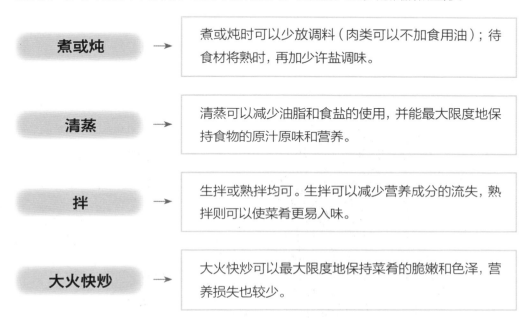

煮或炖 → 煮或炖时可以少放调料（肉类可以不加食用油）；待食材将熟时，再加少许盐调味。

清蒸 → 清蒸可以减少油脂和食盐的使用，并能最大限度地保持食物的原汁原味和营养。

拌 → 生拌或熟拌均可。生拌可以减少营养成分的流失，熟拌则可以使菜肴更易入味。

大火快炒 → 大火快炒可以最大限度地保持菜肴的脆嫩和色泽，营养损失也较少。

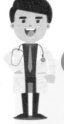

小贴士

◎蔬菜宜拌或大火快炒。

◎鱼类最好清蒸。

◎肉类尽量炖、煮。

◎肉类烹饪前要先焯水。

◎炖汤时撇去汤面上的油。

◎烹鸡时去掉鸡皮和肥肉。

◎烹肉时尽量切成肉丝。

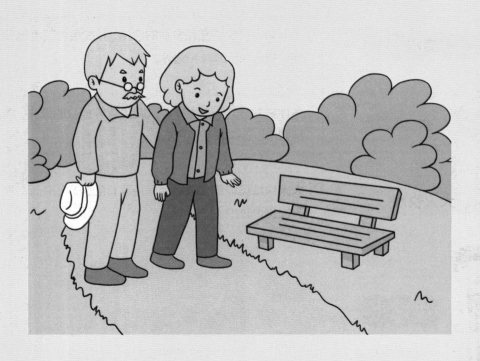

第八章

运动是免费的
"良医""良药"

　　运动不仅仅是心血管疾病免费的"良医""良药"，也是人体其他疾病免费的"良医""良药"，保证一定的运动量，不仅能使我们保持身材，也能让我们免受疾病的困扰，使我们身体健康。

　　我们还要提倡正确的运动方法，不能盲目运动，也不能过量运动，尤其是对心血管疾病患者而言，适量的运动有益健康，而过量的运动可能会加重病情甚至危及生命。同样，有运动便要有静止，在不运动的时候我们要保持平和的心态，保证睡眠质量，做到劳逸结合，远离心血管疾病。

正确运动很重要

1. 坚持运动，改变静止的生活方式

如果从现在开始，把运动当成自己生活的一部分，并持之以恒地坚持下去，不久的将来你会真正收获运动带来的快乐和对健康的益处。

可能你会说："我当然知道运动的好处啊，但就是不想动。"鉴于此，如何提高自己运动的积极性显得尤为重要。

选择自己喜欢的项目

有的人喜欢球类运动，有的人喜欢游泳，有的人喜欢跑步，找到自己喜欢的运动项目会更容易坚持下来。

列出每日的运动计划

将每日的运动计划写在容易看到的地方，时刻督促自己，并适当进行调整。注意运动计划一定要切实可行。

多种运动交替进行

长时间选择一种运动难免感觉单调，不妨多选择几种，如跑步和打羽毛球、骑自行车等交替进行。

奖励自己

坚持一段时间后，当你发现身心状态比以前好了，不妨犒赏一下自己，如买一件心仪已久的物品。

表 8.1 一日运动计划

时间	安排	时间	安排
7:00	起床	12:30	运动20分钟
7:30	吃早餐	16:00左右	小运动5~10分钟
8:00	步行上班	18:00	步行回家
10:00左右	小运动5~10分钟	19:00	吃晚餐
12:00	吃午餐	19:30	运动半小时

2. 体检、热身、放松，一个都不能少

尽管运动对心血管有诸多益处，但由于心血管疾病患者可能存在血压高、血管硬化等问题，血管弹性减弱，容易受刺激而出现问题，因此，在运动锻炼的过程中，必须格外留意运动的时间、运动的强度等问题，要注意以下几个方面。

做好体检，安全运动

心血管疾病患者运动前最好能去医院进行全面的体格检查，以确定心肺功能状况和有无不宜进行运动的情况，然后根据检查结果，由康复医生开出运动处方。另外，运动时还要确保患者运动过程中的安全。

运动前适当热身

心血管疾病患者在运动前可适当进行全身或局部的热身运动，如快步走、慢跑及肩部、腿部的热身活动。热身时间不宜太短或太长，一般以身体觉得发热、微微出汗为宜。

运动后及时放松、补充水分

运动后及时放松、正确补水可稀释血液浓度，起到降压、防止血栓形成等作用。心血管疾病患者可在运动后适量饮用白开水或淡盐水。感冒发热时是人体集结能量进行自我保护的时刻，体内的免疫系统和外来物正在做激烈斗争，此时运动会导致能量过多损耗，不利于身体的康复，因此感冒发热时应多休息，不宜运动。

运动方式要简便、易行

简便、易行的运动方式不仅不容易造成运动损伤，而且还可以节约成本，便于随时随地运动。一般来说，心血管疾病患者可以选择中低强度的有氧运动，比如步行、

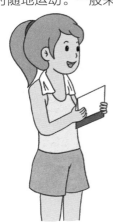

慢跑、游泳、骑自行车、打太极拳、跳健身舞等。这是一种由大肌群参与的全身性运动，能够增强心肺功能，改善体内新陈代谢。

运动不在于量，而在于坚持

高血脂患者只有坚持锻炼6个月以上，才能取得良好的降脂效果。如果只是一时心血来潮，很难取得效果。运动要长期坚持，且循序渐进地进行，不能急于求成，否则不仅容易中途放弃，还会适得其反。

3. 选择有氧运动，事半功倍

有氧运动是指在运动过程中，能吸入充分的新陈代谢所需的氧气，其特点是运动强度低，运动富有节奏感，需要持续较长时间才能达到运动的目的，有氧运动比较容易消耗机体的热量和脂肪。无氧运动有短跑、举重、俯卧撑、仰卧起坐等，强度大，时间短。相较于无氧运动，有氧运动对心血管的好处主要体现在以下三个方面。

预防动脉硬化

科学研究表明，长期进行有氧运动能提高血液中高密度脂蛋白的含量。这种物质能够有效地减缓动脉血管硬化物的形成，防止动脉硬化，对冠心病及其他心血管疾病有一定的疗效。

增强心脏功能

氧气进入肺部，然后随着心脏的搏动，由血液输送到全身各个部位和器官，所以有氧运动能使心肌力量在收缩和扩张中得到加强，心脏的泵血功能也会随之加强。

加速血液循环

有氧运动能增加人体的热量消耗，进而减少血管壁上多余的脂肪，使血管内径扩大，管壁肌肉弹性增强，从而增强输送血液的功能。

因此，对于心血管疾病患者来说，坚持锻炼，宜多选择有氧运动。适合心血管疾病患者的有氧运动有步行、慢跑、游泳、骑自行车、打太极拳、跳舞等。

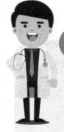

小贴士

◎有氧运动要从热身开始，再慢慢进入运动状态。

◎选择适宜的强度。运动强度以感觉放松、无不适感为宜。如果影响呼吸和心跳，最好要减量和放缓。心率最好控制在130～150次/分，运动后3～5分钟恢复正常。

◎贵在坚持。每日坚持做至少30分钟的运动。

◎肥胖者可以适当增加运动量，低血糖症患者要注意预防低血糖，低血压患者要避免低血压。

4. 心血管疾病患者的运动禁忌

虽然运动的好处很多，但对于心血管疾病患者来说，在一些情况下不宜运动，否则不但起不到锻炼身体的作用，还会带来不必要的病痛。下面介绍一些不宜运动的情况。

忌在身体不适的情况下锻炼

刚开始锻炼时，可能会出现一些肌肉的不适状况，但在身体适应后，就不会出现这种状况。若仍出现一些不适的反应，可能是运动过量了，这对心血管疾病患者而言是非常危险的，应适当地降低运动的剧烈程度或缩短运动时间。

忌清晨过早运动

早晨不是最好的锻炼时间，对心血管疾病患者而言更是如此，这是因为刚起床时人体的血液比较黏稠，人的交感神经兴奋性增强，这个时间运动容易诱发心血管意外。下午和傍晚是比较好的时间段。经过一天的活动，下午和傍晚时人体的神经、肌肉都已经得到充分的活动与舒展，运动时的适应性最强，出现运动和心血管意外的概率最低。

忌运动后立即洗澡

运动后如果立刻洗热水澡，导致肌肉和皮肤的血管扩张，会使流向肌肉和皮肤的血液继续增加，使剩余的血液不足以供应重要器官，这对心血管疾病患者来说很危险，一旦引起心脏和脑缺氧，就有诱发心血管系统疾病急性发作的可能。因此，高血压患者运动后应先休息片刻，再选择温水淋浴，时间要短，在5～10分钟内完成。

有氧运动好处多

1. 散步，让心脏恢复年轻态

散步是一种最轻松的有氧运动，适用于各个年龄段的人群，尤其是老年人。经常散步能增强体内各脏器的新陈代谢功能，改善微血管循环，增强血管弹性，减少脂肪堆积，对改善心血管疾病、增强心肺功能、预防各种慢性疾病的发生及发展具有积极作用。

但散步也要讲究方法和技巧。在散步时应保持从容、悠闲的情绪，行走过程中步伐平稳、节奏与频率保持一致。此外，应尽量深呼吸，这样既能为各组织器官提供充足的氧气，还能增强呼吸系统的功能，对心肺健康有益。

虽然散步的运动量看似不大，但还是要制订运动计划，循序渐进地加大运动量，不让身体感到过度疲劳。散步宜选在傍晚或临睡前进行，每次散步20～30分钟即可。

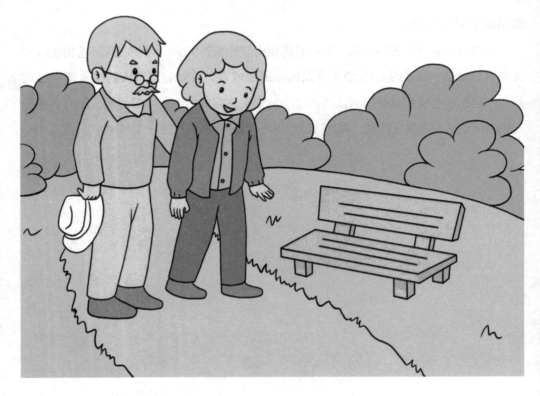

2. 走路，简易的血管体操

同样是用双脚行走，走路与散步非常相似，但散步的随意性更强，而走路具有一定的目的性，也可以称为"步行运动"。

世界卫生组织把走路比喻为一种简易的"血管体操"，可以促进全身的肌肉运动，让人体50%的血液加速流动起来。如果不间断地步行20～30分钟，相当于每小时行走4000～5000米，能使心血管系统持续不断地输送新鲜血液至全身，可以增强心肌、肺脏和肌肉的功能，并促进血液循环。有规律地走路，把握好运动时间和运动量，可以控制血液中胆固醇的水平，保持心血管系统的清洁和健康。

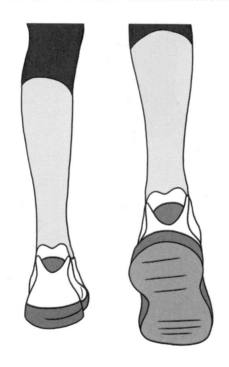

针对每个人体质的不同与具体实施的可行性、方便性，走路可分为以下几种方式。

快步走

每日快步走至少30分钟，可以分次进行，每次走10分钟，以微喘但还能说话的强度为宜。

适宜人群：一般人群。

运动功效：可减肥、降压、降糖，预防骨质疏松和心血管疾病。

摆臂大步走

走路的时候尽量把双臂前后摆动起来，前手摆臂伸掌尽量高过头顶，后手要随势后摆伸直。行走的时候，尽量迈大步。

适宜人群：一般人群。

运动功效：可提高心脏活力，舒筋强肌，消脂减重。

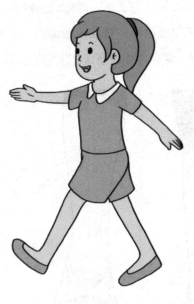

倒步走

小腿带动大腿，小步往后退，腰背、脖颈保持挺直。倒步走时要全神贯注，眼睛注意观察周围道路的基本情况。

适宜人群：一般人群。

运动功效：可增强腿部肌肉力量和运动的能量消耗，缓解疲劳，调节心情。但要注意安全，中老年人不建议倒步走。

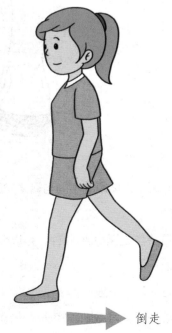

倒走

上下拍手走

在走路时双手先在自己头顶上击掌，然后反手在臀后击掌，这样一上一下交替进行。一般按照脚走两步、击掌一次的节奏运动。

适宜人群：中老年锻炼者，腰、背、肩伤痛者。

运动功效：可加强末梢血液循环，达到舒筋通络、活血化瘀、缓解肩颈酸痛的目的。

上下楼梯走

可以一步登一级台阶，也可以一步登两级台阶甚至三级。速度要均匀，以不感到明显的紧张和吃力为度。

适宜人群：下肢没有陈旧性损伤的健康人群。

运动功效：可燃烧脂肪，增强心肺功能和腿部力量，预防骨质疏松。

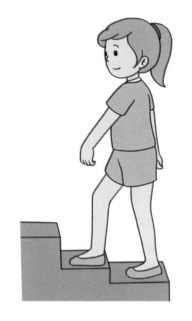

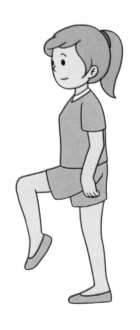

原地踏步走

在室内或者室外任何地方，原地抬腿踏步走。可以把大腿抬高些，双臂注意摆动。

适宜人群：老年锻炼者，伤病初愈者。

运动功效：可增进全身血液循环，增加腿部力量，增强体力。

3. 游泳，适合肥胖的中老年人

判断自己是否肥胖

体重指数（BMI）是判断人体是否肥胖的主要标准。体重指数（BMI）=现有体重（kg）÷[身高（m）]^2

一般而言，体重指数在23.9～27.9之间为超重，达到或超过28为肥胖。另外，衡量肥胖的另一个主要指标是腰围。一般女性腰围超出80cm、男性腰围超出85cm即为向心性肥胖，这时患心血管疾病的概率较大。

减肥运动首选游泳

游泳是一种耗氧量很大的运动项目，是在水上靠自力漂浮、借自身肢体的动作在水中运动前进的技能，对心血管系统的刺激很大，锻炼效果很好。比起其他运动，游泳更适合一些直立锻炼困难的人群。比如过度肥胖的患者，如果跑步，由于重力作用，脚部负担过重容易导致受伤，此时游泳是更好的锻炼方式。

减肥细节勿忽视

减肥的基本原理很简单，即管住嘴，迈开腿。此外，还需要特别关注以下几个细节。

1 规律监测体重，时刻了解体重变化。

2 每日定时定量进餐，养成吃早餐的好习惯。

3 尽量选择低脂、低胆固醇的全麦食物，用各种水果、蔬菜和谷物取代高脂食物。

4 每周外出就餐少于3次。

5 每天运动30～60分钟。若想成功瘦身或有效控制体重，请舍弃之前不健康的生活方式。选择健康的生活方式，才能收获减肥的成功。

4. 打太极拳，保持好心肺功能

打太极拳是一种能够促使人的呼吸、意念与运动三者和谐统一的运动，经常打太极拳，对心血管疾病有良好的防治作用。

根据调查发现，长期打太极拳的50～89岁的老年人，血压平均为134/80mmHg，这是由于太极拳的动作比较柔和，能够使全身的肌肉放松，有助于降低血压。

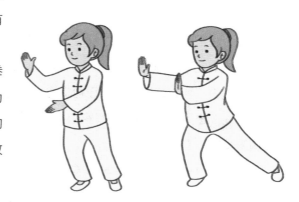

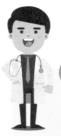

慎晨练

许多人喜欢早起锻炼，但从医学角度讲，早晨不是锻炼的最佳时间，尤其对"三高"患者来说，更不宜清晨进行锻炼，因为在清晨锻炼容易发生意外。

人在清晨醒来时，因为交感神经开始兴奋，所以心率会加快，血压也会上升。而且清晨血液的黏稠度较高，很容易导致血压波动、血糖不稳定。如果此时进行运动，很容易导致心血管堵塞而发病，发生心血管梗死的概率会增加。

如果要运动，可以选择在傍晚，并根据自身情况选择力所能及的运动。另外，要选择自己熟悉的场地锻炼，以防天黑看不清楚而发生意外。

睡眠质量关乎心血管健康

人处于正常睡眠状态时，交感神经抑制，副交感神经兴奋，此时，心率减慢，血压降低，心脏负荷降低，维持心血管系统的稳定状态，从而缓解心血管疾病患者的病情。相反，睡眠障碍会导致自主神经紊乱，影响人的新陈代谢，内分泌和免疫系统都会受到影响，可增加儿茶酚胺（特别是肾上腺素）的分泌，导致血管收缩、血压上升、呼吸加快、新陈代谢增加，还可提高血浆游离脂肪酸和甘油三酯的含量，增强血小板的黏性，进而引起一系列生理变化，导致冠心病、心力衰竭、高血压、心律失常等疾病的发生。

因此，心血管疾病患者要时刻关注睡眠情况。若睡眠不好，建议调整生活方式，若有规律地生活一段时间后仍不见效，建议就医，在医生的帮助下改善睡眠状况。

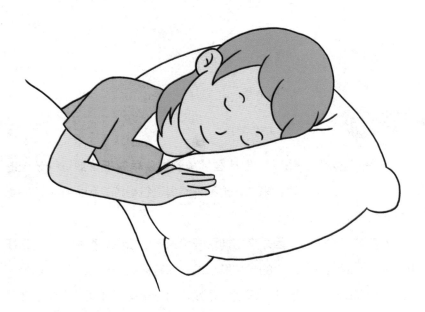

1. 保证充足的睡眠

每晚睡7～8小时，是比较理想的睡眠状态。同时，还需注意入睡的时间，应尽量保证在23点前入睡，因为23点至凌晨5点是身体各器官休息和恢复的时间，此时熟睡，对修复人体器官功能很有好处。

另外，适当午休也可以补充夜晚睡眠的不足，不过午休时间也不要太长，半个小时左右为好，这样不仅可以改善人的精神状态，还能振奋情绪、增强记忆力、调节心脏。

2. 注意睡姿，最好采取右侧卧位

心血管疾病患者睡觉时最好采取头高脚低且右侧卧或者是正平卧位的姿势，以减轻心脏负担。已经出现心力衰竭的冠心病患者，应采取半侧卧的睡姿，避免左侧卧或者俯卧，防止压迫心脏，加重心脏负担，造成呼吸困难。

3. 调节卧室环境

首先，应保持卧室的安静，避免噪声干扰。其次，应让卧室处在黑暗的环境下，以促进松果体素的分泌。如果外界光线太强，可用厚重的窗帘隔绝外界光源。适宜的温度有助于入眠，应尽量保持26℃左右的室温。

4. 选择适合自己的床垫

好的床垫要软硬适中，有足够的承托力，厚度以10cm左右为宜。平躺在床上，把手伸向颈部、腰部、臀下到大腿之间这三处明显弯曲的地方，看看有没有空隙；当向一侧翻身后，用同样的方法测试身体曲线部位和床垫之间有没有空隙。如果均没有空隙，侧卧时脊椎还能保持在一条直线上，就说明这是适合自己的好床垫。

5. 选取高度适中的枕头

宜选择符合颈部正常生理弧度的枕头。一般而言，枕头的高度应在10cm左右为宜，这种高度能让人在躺下时颈椎曲线呈S形，使颈部周围肌肉韧带及颈椎各关节处于最佳的松弛状态，能够有效地消除疲劳，让人体得到充分的休整。

自诊自疗
做自己的家庭医生

本书专属二维码：为每一本正版图书保驾护航

智能阅读向导为您严选以下专属服务

★查【常见症状】身体不适有参照

★学【急救方法】突发状况不慌张

★看【医学课程】进修专业知识

★进【读者社群】交流医学经验

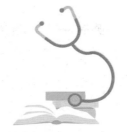

操作步骤指南

微信扫码直接使用资源，无需额外下载任何软件，如需重复使用，可再次扫码。

扫码添加
智能阅读向导